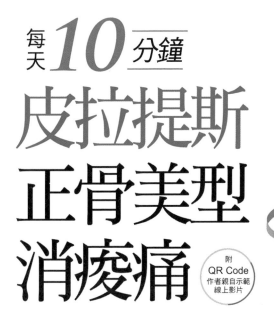

每天 **10** 分鐘

皮拉提斯
正骨美型
消痠痛

強化核心肌群，
鍛鍊全身肌力與耐力

附
QR Code
作者親自示範
線上影片

卓 莉 著

（Lily老師）

目錄

第 1 章　皮拉提斯的六大原則

第 2 章　基礎篇

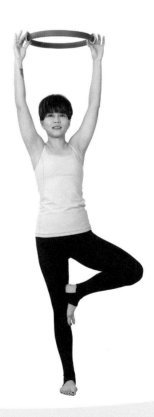

目錄

第 3 章 動作篇

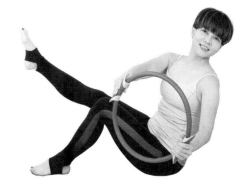

第 **4** 章　緩解日常狀態的動作

推薦序

打造健康優雅體態
就從皮拉提斯開始

游敬倫醫師｜龍合骨科診所院長

　　現代忙碌的人們常常承受著繁重的精神與工作壓力，久坐的生活型態如果又缺乏適當運動，往往導致肩頸僵硬、腰背酸痛、肌肉無力、睡眠障礙，甚至影響到內臟以及整體身體機能，引發代謝性疾病，更可能成為骨科門診的患者。針對這些常見的問題，除了藥物與物理治療乃至手術之外，藉由適當的自我訓練，改善生活型態、強化身體與心理的機能，其實才是恢復健康的根本之道。皮拉提斯訓練的核心精神正是與我多年來提倡的極簡運動療法吻合，也是我經常推薦給患者的系統性訓練課程，對於身心健康的提升，具有非常積極的效用。

　　皮拉提斯風靡全球已經超過三十年，從德國人Joseph Hubertus Pilates夫婦創始至今，也剛好大約一百年。透過它的教學體系，鼓勵練習者藉由心智來控制肌肉、專注於維持姿勢的核心肌群、提供有助於人體平衡與脊椎支持的訓練、更加上呼吸的調整配合，使得整個活動得以流暢穩定，以達到成功的皮拉提斯訓練。對於維持身材、美化體態、提升活力、舒緩壓力、強化骨骼肌肉系統、增加身體的敏銳度、減少運動傷害，都有相當良好的成效。

皮拉提斯可以簡單分為墊上運動與器械運動，墊上運動更是每個人在學習以後可以自我練習進步的好方法，對於忙碌的現代人來說，不管是在課堂上學習或者自我鍛鍊，都具有極高的效益與方便性。

　　卓莉老師是位優秀的骨科護理人員，年輕時還是田徑選手，同時熱愛並鑽研皮拉提斯、瑜珈、舞蹈等多方面活動。感謝她十幾年前為《不運動當然會生病：游敬倫醫師的極簡運動療法》一書擔任動作示範，促使這本書得以獲得國健局的健康好書推介獎。近年來卓莉老師將其臨床經驗與興趣天賦充分結合，成功地投入相關課程教學，深獲各界好評。

　　很高興看到卓莉老師的新書《每天10分鐘，皮拉提斯正骨美型消痠痛》，以清晰易懂提綱挈領的圖文搭配，同時透過QR Code連結線上影音資訊，將皮拉提斯的核心精要，清楚充分地呈現出來，無論是對初學者或者已經接觸過的人來說，都可以藉由本書得到更深入的體會與進步。這是一本難得的好書，值得推薦給追求優雅體態與健康生活的您。

劉大祥 醫師｜廣旭骨科診所院長

從事骨科臨床工作多年，深知現代人由於生活型態改變，往往為筋骨方面的問題所苦，其根源往往和體態姿勢與肌耐力有關。卓莉老師在骨科界累積多年臨床護理經驗，導入皮拉提斯，以深入淺出的方式，讓普羅大眾能夠接觸皮拉提斯，進而可以藉此改善個人體態與肌力，以補骨科臨床治療之不足，實乃是一大福音。

鄭至皓｜廣旭骨科診所主治醫師

在門診中面對慢性疼痛的患者，我總是會反覆提醒要伸展拉筋、要鍛鍊核心，但礙於時間與空間，實在難以詳細指導，患者也常常回到家就忘了。有著多年骨科護理經驗，同時也是知名皮拉提斯教練的卓莉老師，在這本書中以圖片及影像簡明而精要地教導讀者，在家中即能自行做到伸展與鍛鍊，既是慢性疼痛患者的福音，也是骨科及復健科最佳的輔助指導工具。

林怡君（莉莉安老師）| 健身工廠有氧部經理

　　將身為運動員、骨科專科與體適能專家的豐富經歷，整合成一本實用與有效的好書，引頸期盼的卓莉老師出書了。無痛運動與輕防護矯正是目前的體適能趨勢，長年提倡骨架正位對運動與健康重要性的卓莉老師新作《每日10分鐘，皮拉提斯正骨美型消痠痛》正是將趨勢用最簡單的方式教導我們落實。現代人因著3C成癮或普遍承受著坐式生活帶來的身體不適，究其因都是骨架歪斜、姿勢不良造成的肌肉與筋膜張力不平衡，每天十分鐘，跟著卓莉老師輕鬆幫自己骨架正型，您會發現身體從內而外的改變有多美好。健康促進有非常多的方式，省下復健的錢，買一本實用且有效的好書與好資訊，給自己的身體一個全新開始，關注卓莉的新書絕對是最好的方式。

張金郎 | 健身工廠培訓講師

　　Lily老師在健身工廠的教學期間，十分好學上進，持續不斷進修，參與不同課程的訓練並考取相關證照，豐富自己專業知識與動作技術。在創業成立運動教室之後，更專精在正統皮拉提斯的學習，無論是皮拉提斯團體教學或是一對一矯正床的個別訓練，都累

積了深厚的經驗與功力。這本書完整收錄了Lily老師這些年在皮拉提斯的教學研究成果，承襲了傳統皮拉提斯的六大哲學：呼吸、核心、專注、精確、流暢、控制。並從五大位置出發，提示動作的正確技巧及注意事項，能幫助任何沒有基礎的朋友入門，一學就會，同時確保安全有效。我以超過二十年的團體課程教學經驗，誠心推薦本書給所有對皮拉提斯有興趣的朋友，成為自主運動訓練最好的工具書。

李沅明 | 詮邦國際公司總經理

我和卓莉老師相識多年，當我們開始為皮拉提斯設備服務時，卓莉就馬上與我聯繫，她想把皮拉提斯帶入桃園地區，更帶入日常生活中。而藉由器械讓動作不再遙不可及，輕鬆上手，藉由輔具的協助更是助力。書中深入淺出地帶領讀者更有友善的進入皮拉提斯世界，六大動作原則，甚至透過簡單的呼吸作為啟動，讓我們的運動如虎添翼。

隨著坐姿型態佔據我們多半生活，姿勢不當之下，容易讓肌肉與骨骼造成盤根錯節，腰痠背痛。而看似簡單的皮拉提斯卻能成為我們緩解痠痛與矯正體態的起手式，除此之外更能幫助我們提高心肺與肌力表現。書中卓莉老師用圖文並茂的方式，並清楚標示目標肌群，還有替代與NG動作的提醒，預防與避免受傷，讓讀者友善上手。

與皮拉提斯的相遇

　　當媽媽的人總是有個年輕夢,而我的年輕夢就是頭髮梳得整整齊齊、乾乾淨淨,穿著美麗的蓬蓬裙在舞台上跳芭蕾。我家大女兒應該是聽到我內心的願望,從還是Baby時就非常有節奏和律動感。她上幼稚園時,老師鼓勵我讓她去學跳舞。於是,我就帶著三歲的女兒開始學舞之路。在一次等女兒下課時,聽到樓上傳來愉悅的音樂聲和開心的笑聲。好奇心驅使我上樓一探究竟,原來是一群媽媽們正在一起運動。那時我還是個小護士,雖然非常喜歡一線護理人員的工作,但仍需要釋壓,想著反正要陪女兒上課,等待的時間不如也找點事情做,於是女兒在樓下學芭蕾,我在樓上學習健身課程與核心訓練,就這樣開啟了我的健身之路。

　　我在求學階段是短跑選手,在一次比賽過程中摔倒了,年輕時不覺得痛,所以也就不以為意。後來當了醫護人員需要長期久站,加上姿勢不良,導致常常腰酸背痛、肩頸酸痛,異常的疼痛嚴重時會沿著大腿內側往膝蓋方向延伸,導致常會跛行、腫脹,甚至無法著地的狀態。當時在骨科診所上班,認識了游敬倫、柯能騰、陳世煌、吳錫銘、黃頌評和劉大祥等多位醫師。除了吃藥,醫生們也協助我復健肩

頸背和右髖。其中游敬倫醫師特別推崇運動醫療。他除了要求我們護理人員要學會骨科常見的症狀緩解動作外，也教導每一位來門診的病患，讓病患在家就可做簡易運動。

從小就是田徑校隊的我，運動神經發達，加上自己又很喜歡跳舞與運動，啟蒙老師邱麗雲在我還擔任護士時就不斷鼓勵我去考各項國際證照。我也不負老師的期望，努力的把多項證照拿下。當我考取皮拉提斯證照時，發現原來我之前的肌力課程和游醫師教我們的動作，都是皮拉提斯裡面的動作。因為皮拉提斯改善了我自己的腰酸背痛、姿勢不良和跛行，加上病患也因為皮拉提斯的簡易動作，幫助他們的身體越來越進步。我深知皮拉提斯是老少咸宜的運動方式，就決定離開診所，自己開立運動教室。

皮拉提斯目前是歐、美、韓各國許多明星熱愛的運動之一，除了能雕塑身材，更能維持好姿勢、鍛鍊核心肌群，讓核心肌群保護內臟、協助支撐身體、強化身體與心靈的連結。適合的年齡層也很寬闊，從幼兒、青年、壯年、銀髮族，甚至孕婦，男女老少皆可。皮拉提斯的美好，就等大家一起來學習與鍛鍊。

學員回饋

陳韶華，48 歲，家庭主婦

在健身房接觸到Lily老師的皮拉提斯課程，經由伸展肌肉和呼吸結合訓練核心肌群，使用丹田的力量鍛鍊較深層的肌肉，矯正了我的姿勢，讓體態變好而且不會顯得壯碩。同時，因為血液循環和體內淋巴系統循環都變好，也改善了我因姿勢不良造成脊椎側彎和尾椎的疼痛問題。整個人的精神和氣色都變好了，很感謝Lily老師的皮拉提斯課程。

羅也好，50 歲，會計

因為工作的關係，我長期使用電腦及坐姿不良造成腰酸背痛現象，經過皮拉提斯與瑜珈持續不斷地鍛鍊，目前腰酸背痛已有非常大幅度的改善了。

熊文慧 47 歲，家庭主婦

跟著Lily老師上課已有一年了，原本完全沒力的核心肌群，現在腹部出現兩條線，大腿側邊的兩大塊肉肉也慢慢變得順眼多了，覺得很開心。Lily老師不只是教動作，她會跟我們說明每個動作是訓練哪個肌群。我們做不到時，她就仔細的解說原理和示範動作，讓我們更容易做到並做好。上課很累，但在老師輕鬆幽默的上課方式中，不知不覺就能輕鬆

地上完整堂課，而且一次比一次更能感受到自己身體的變化。老師也常在課堂分享很多健康新知識，讓我更認識自己的身體。自從上了皮拉提斯課程後，增強了核心肌群，我也可以再去上其他的運動課程，爬山、滑雪、旅遊也都不再落在人群後面，這都是皮拉提斯課帶給我的成果。我非常感謝認真的Lily老師，順便感謝一下自己的努力。

游予岑，32 歲，全職媽媽

我以前是一位上班族，長期坐在電腦前導致姿勢不良而駝背。生產後腰酸背痛的問題越來越嚴重，就開始參加Lily老師的皮拉提斯課程。在老師專業的指導下，至今已上了一年的課程，除了腰酸背痛問題獲得許多改善，肌力與耐力也增強了不少，因此很推薦皮拉提斯課程給大家。

戴曉文 50 歲，家庭主婦

參加Lily老師的皮拉提斯課程後，我學會了運用核心肌群來減緩長期使用的腰椎力量，明顯改善我腰椎酸痛的問題。同時我的肌肉也訓練得較緊實，雖然體重沒有減少，但身型的確變得輕盈了！更棒的是，自信心也增強了，原本我是很害怕運動的人，經過幾個月的魔鬼訓練，不但體能變好，還會想挑戰不一樣難度的課程呢！

Judy55 歲，家庭主婦

謝謝Lily老師讓我重新認識皮拉提斯，使我對它有了新的體認。老師既親切又耐心的指導我核心肌群的重點和許多需要注意的細節，使我增加許多新知與體驗，無論是站立、走路或是跑步，我都學會輕鬆鎖住核心，隨時感到自在又舒適。感謝Lily老師帶領我至皮拉提斯的高深境界，領略美好的人生。

卓明峰 53 歲，3M 代理商

上了Lily老師的皮拉提斯課程之後，明顯感覺到的改變是肚子變小、睡眠品質較好、身體健康檢查的指數紅字少很多、酒醒的比較快（應該是新陳代謝變快了）。同時，我的腰和腿也變得較有力，以往拖地板都是用肩膀與手臂，現在學會用腰及腿力，速度快得多也省力，尤其在擦沙發下與床底的時候最明顯，深蹲的動作很好用；還有，開車比較不會累。周遭有些朋友也開始規律運動，大家有共通話題，這種不以利害關係為前提而聚在一起的感覺很不錯。

小奕，37 歲，救護員

我工作出勤時需要經常抬擔架，常因為患者過重或偶爾的緊急狀況必須把握送醫時間，常會不小心忽略了姿勢，造成長期的下背不舒服。

後來接觸到Lily老師的皮拉提斯課程，讓我學會如何改善自己的疼痛感與不適。老師也常會與我分享許多日常生活要注意的小常識，像是不要經常服用止痛藥及亂服用藥物，使我獲得新知，也讓我喜歡上皮拉提斯，盡量於下班後找時間來運動。

范君僖，57 歲，生病前是服務業主管

我39歲那年，在執行公務時發生了車禍追撞（我是被撞者），因脖子第三節受傷而吃了兩星期的藥（肌肉鬆弛劑、胃藥、維他命……）。第二個星期眼睛開始紅腫、全身長紅色小疹子，醫院要命的誤診為水痘，但治療一週後，全身的水痘竟全變成了大水泡，轉到長庚醫院後才發現是藥物中毒（史蒂芬強生症候群），因此開始了與死神的搏鬥。幸運地，我最後戰勝了死神，但也開始了與病魔抗爭的漫漫長路。

出院後有一整年無法用水洗澡，而必須靠家人用棉花棒一點一點慢慢地用酒精擦拭。先生為了不讓我看見自己生病的模樣，甚至把家裡所有可照映的物品全用紙包住或直接拿走。就這樣，我有四年不曾照鏡子，不可思議吧！

44歲那年，我又得了子宮頸原位腺癌，做了子宮切除手術，更慘的是，史蒂芬強生症候群改變了我的體質，有許多藥品對我而言都是禁藥。無形中因吃了大量類固醇和抗生素造成的外表改變，也使我失去自信心，慢慢與世界隔離了七年。有一天突然發現自己胖了十公斤，行動開始變得不方便，於是我下定決心要強迫自己去運動，但不管我怎麼努力就是不會流汗，就漸漸失去了運動的動力。隨之而來的是憂鬱、焦慮

症和失眠，也對自己做出不該做的事。但看著愛我的家人，他們那麼努力從旁協助我，而我卻一再讓他們失望，於是我決定要強迫自己跨出家門，進入健身房運動。

我剛到健身房時只有上瑜珈課程，有一天，Lily老師告訴我們每一種課程都要上，不要只上一種課程。於是我開始嘗試去上每種課程，最後我選擇了皮瑜雕塑、熱皮拉提斯、飛輪和有氧舞蹈。每天至少二種以上的課程，雖然很累，但很開心。運動了一陣子之後，有一天，我突然發現自己的指甲怎麼長得那麼好看，由於史蒂芬強生症候群使我的指甲全掉光、皮膚全脫落，所以我很開心地告訴健身房的同學們，我的指甲不但長回來了，而且還可以擦紅色指甲油。

生病治療的期間因為吃了許多類固醇，我整個人水腫得像隻熊似地，但自從開始運動後，每堂課都使我全身大爆汗，腰圍也減少了6吋。我的腳也越來越有力，以前下樓時往往要以倒退的方式，現在我已經可以正常走下樓了。之前沒運動時，膝蓋每半年就要打PRP（自體血小板增生療法），現在完全不用打。以前每到晚上髖關節就痛到無法入睡，現在也不再那麼痛了。免疫系統和抵抗力也都增強很多，早上運動完，中午不用吃藥就可以睡個香甜的午覺。以前一天要吃四次藥，現在只要睡前吃一次我還在努力運動，希望能將藥物全戒了。不過最大最大的改變就是，比起從前，我變得更加開心，以後出國再也不用因為腳沒力而邊走邊哭了。

1

皮拉提斯的
六大原則

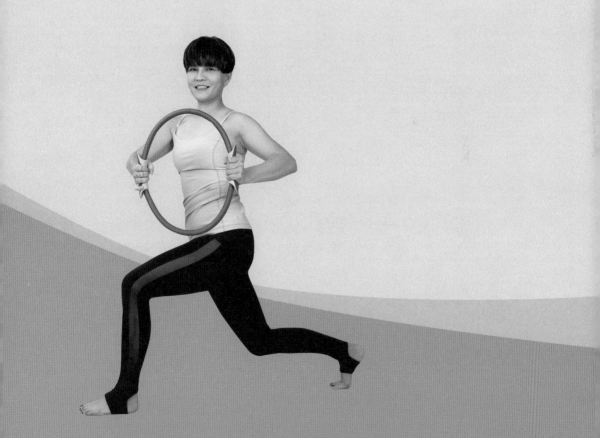

皮拉提斯的六大原則

1. 專注 Concentration

進行皮拉提斯任何動作，都需要將心思集中在動作上，不可漫不經心。訓練意志力，控制每一個動作。

在執行動作前，先調整呼吸模式，以及準備作用的肌肉。

專注身體的排列與穩定性。

皮拉提斯運動過程都需要維持心智的專注力。

2. 控制 Control

在運動過程中，必須使用控制力。控制力較強者，協調性、平衡感、身體排列、肌肉控制皆較穩定。

3. 流暢 Movement

過於僵硬與強壯的肢體動作，通常是因為肌肉過度緊繃與肥大，而限制關節的活動度；或者肌肉量過少，太弱，無法支撐完成動作。

皮拉提斯運動是訓練身體平衡及動作流暢，因此動作是持續不斷，不論是單獨動作或動作之間的串連，都需要專注於流暢。

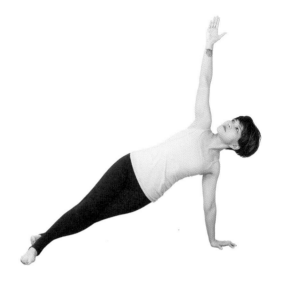

4. 核心 Centering

　　皮拉提斯被形容強壯的核心訓
練。核心是所有動作的能量室，簡
單說明：肩膀以下到膝蓋以上，肋骨到骨盤是根基，控制全身姿勢的正
確，更是連接上身與下肢的穩定。

5. 精確 Precision

　　皮拉提斯與其他運動系統的不同。精確執行動作的精確度，並瞭解
解剖構造，對自身有莫大的幫助，活化單一肌肉，並且整合一個動作所
需肌肉而產生動作。

6. 呼吸 Breathing

　　呼吸是一切生命運行的基本要素，促進新陳
代謝與血液循環。正確的呼吸可幫助增加運動效
率，更能幫助有效的訓練發揮。

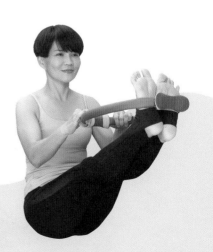

為什麼要做皮拉提斯？

一、提升呼吸協調性

1. 增加肺活量
2. 改善心肺功能與血液循環
3. 增加脊椎與胸廓柔軟度
4. 降低血壓

二、矯正姿勢與緩解疼痛

1. 減少內臟壓迫
2. 改善體態，雕塑身材
3. 降低肌肉骨骼代償能力與疾病

三、增加肌力與耐力

1. 降低肌少症
2. 保護骨骼與內臟
3. 肌肉增加代表韌帶與肌腱強壯，
   日常和運動不容易受傷
4. 消耗更多的卡路里與脂肪
5. 提高反應能力與平衡感

四、提高身體穩定度與強化核心軀幹

1. 保護脊椎
2. 強化大腿、臀部與膝蓋的肌肉力量和穩定性
3. 增加骨盤與背部力量

五、舒緩情緒起伏與壓力

1. 提高身體柔軟度
2. 喚醒心靈控制

運動前的準備

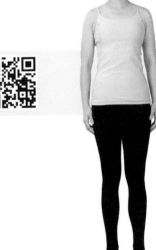

練習的服裝

1. 合身簡單的上衣與褲子
2. 避免配戴項鍊、手鍊、手錶

輔具介紹球

1. 瑜珈墊
2. 彈力帶
3. 抗力球（大和小）
4. 瑜珈磚
5. 皮拉提斯環

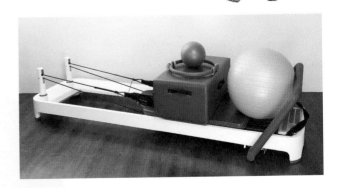

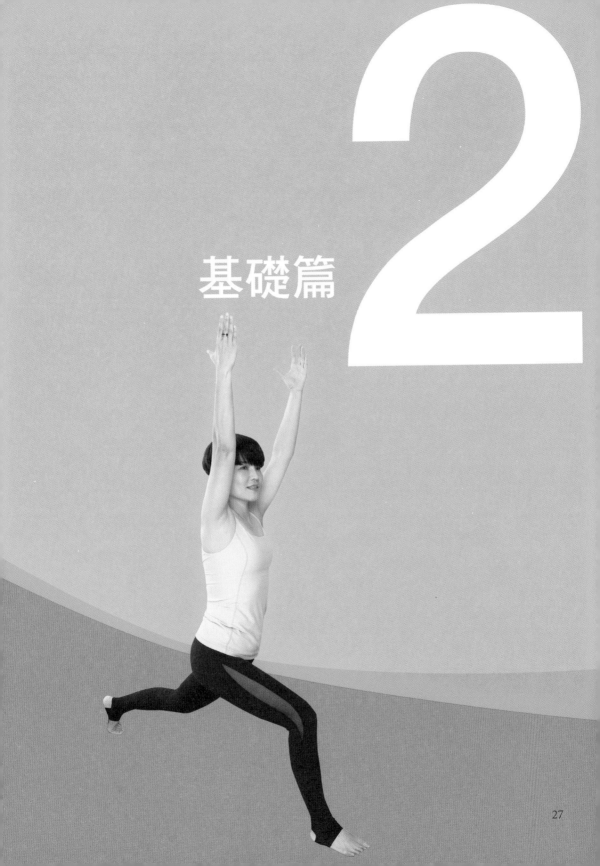

2

基礎篇

五大基本原則

01

呼吸方式：
橫式呼吸（鼻吸嘴吐）

皮拉提斯運動的三種主要呼吸方式

1. 側呼吸法（Lateral Breathing, 又稱肋間呼吸、橫膈膜呼吸）

2. 固定呼吸模式（Set Breath Pattern）

3. 主動呼吸法（Active Breathing）

1. 側呼吸法（Lateral Breathing）

側面或稱肋間，呼吸著重在肋廓向外擴張，同時維持深層腹肌收縮，也稱橫膈膜呼吸。

輔具：身體左右兩側各放一顆小的抗力球，試試吸氣時肋廓向外推球，仍維持腹肌的穩定。

皮拉提斯運動使用側呼吸時，腹肌維持收縮，保持穩定的核心。

STEP 1

平躺姿勢準備。

STEP 2

身體放鬆,讓身體的重量盡量完全落在墊子上,放鬆雙肩與頭部。

STEP 3

呼吸感覺胸腔和肋骨向前及兩側擴張。

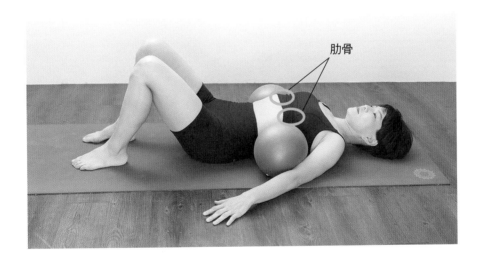

肋骨

吸氣:胸腔左右兩側放小抗力球,或雙手在肋骨左右兩側,吸氣時感覺可以把球往手方向推。

吐氣:肋骨架和腹腔恢復自然狀態,脊椎維持自然的曲線。

2. 固定呼吸模式（Set Breath Pattern）

皮拉提斯有一些動作需要固定的呼吸模式，某動作階段要吸氣或呼氣，例如雙腳踢。這些固定呼吸模式，就是避免憋住呼吸，特別是動作需要使用力量時。這樣的呼吸方式可以讓動作建立動態的、有節奏感、流暢和有力量。

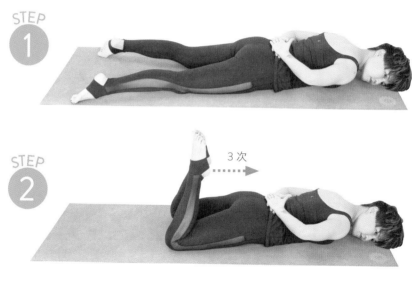

3 次

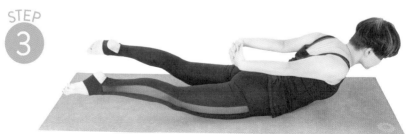

雙腳踢（Double Leg Kick）吸一吐三。

3. 主動呼吸法（Active Breathing），這是皮拉提斯特別的呼吸模式

百式動作不僅是在吐氣時更有力，做主動腹肌收縮時，內間肌用力；強調吐氣節拍，吸氣時，外間肌用力。例如：百式動作時，吸氣5拍，吐氣5拍，每一拍都需要肌肉收縮更多。

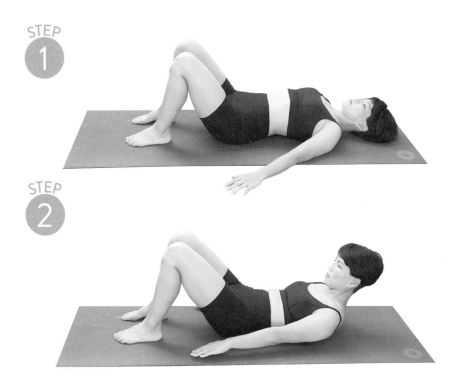

STEP
1

STEP
2

五大基本原則

02 認識骨盤體位

能量核心也稱為核心（Core），包括腹腔、下背部與骨盆、臀部底部。執行皮拉提斯動作時適當使用能量核心，可讓四肢更協調，更連結動作。

學習分辨骨盆的正中姿勢、前傾姿勢、後傾姿勢。因為骨盆的動作是整個單位一起動，這個動作大多發生在腰薦髂關節上（下背部與骨盆的交接處）。

正中骨盆位置（Natural Pelvic Alignment）：

骨盆前方上端突出（兩邊前上髂骨棘）連線與恥骨聯合（骨盆前方的下端）是互相垂直。例如：放一張厚的海報在骨盆上方，左右兩側髂骨棘（ASIS）都會碰到厚紙板。

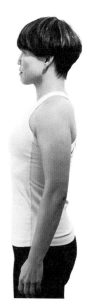

仰臥骨盆和脊椎維持中立位置

　　雙膝彎曲、腳踩墊，雙腳的寬度與髖同寬，雙手放身體左右兩側，掌心朝下。身體仰躺，雙腳膝蓋彎曲並且與髖同寬，腳趾、膝蓋朝前並且與髖關節呈一直線，脊椎維持自然彎曲。雙手掌心朝下，肩膀放鬆在身體兩側。

(1) 擺動骨盆

　　前傾和後傾擺動骨盆，體會骨盆的活動範圍（中立、前傾、後傾）。

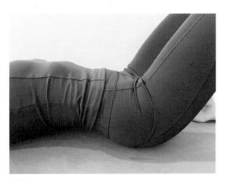
前傾

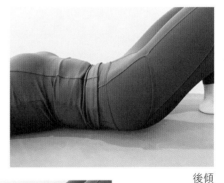
後傾

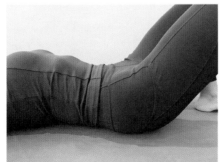
中立

(2) 中立位，腰椎下沉

吸氣：準備動作，保持中立位正姿。

吐氣：腹斜肌收縮，腰椎下沉。

吸氣：保持腰椎下沉。

呼氣：恢復中立位。

動作練習過程，腹橫肌與腹斜肌都是共同參與。

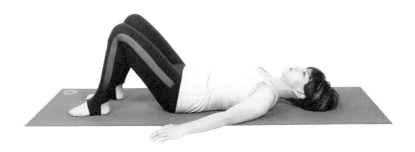

(3) 腿部滑動

吸氣：預備。

吐氣：腰椎下沉。

吸氣：保持腰椎下沉。一隻腳沿著墊子向動，骨盆維持穩定。

吐氣：回到起始位置。

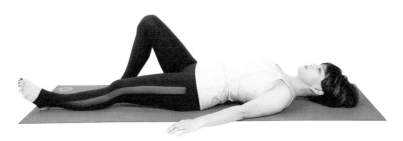

03 肋骨位置

肋骨收縮動作與呼吸是身體的自然反應。胸廓由十二對肋骨、軟骨所構成,保護心肺不受外力傷害。

胸廓形成圓柱體空間,吸氣時肋骨會上升;吐氣時,肋骨下降。收肋骨就是胸腔肋骨內收動作。

動作步驟

我們可以使用彈力帶或毛巾,但毛巾長度要可以繞腰圍一周。

身體呈站姿,將彈力帶放在胸部下方,雙手分別握住彈力帶兩端,使用側呼吸法(肋間呼吸、橫膈膜呼吸),花15秒慢慢往內壓。進行10次。

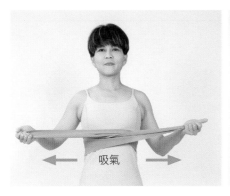
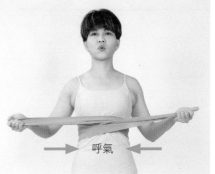

吸氣　　　　　　　　呼氣

肩胛骨的動作與穩定（六個方向）

　　肩膀是由鎖骨和肩胛骨所組成，並且只有靠肌肉連接到脊椎上。因此肩膀的動作非常依賴肌肉，肌肉的不平衡很容易造成錯誤的姿勢。

動 作 步 驟

肩胛有六個動作練習，呈站姿或躺姿：

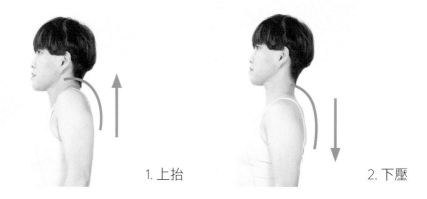

1. 上抬　　　　　　2. 下壓

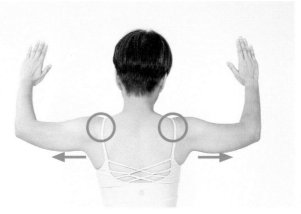

3. 向外擴張（外展）

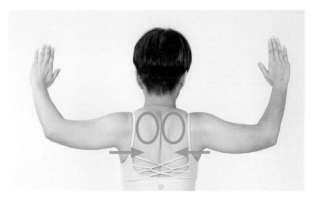

4. 肩胛兩側往中間靠近
（內收）

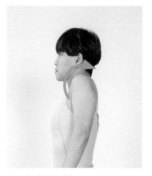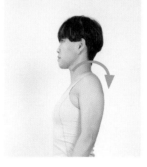

5. 向上旋轉

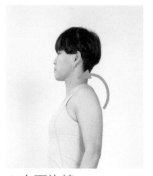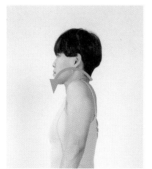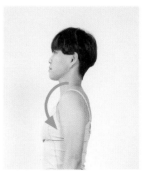

6. 向下旋轉

五大基本原則

04 頸部位置

平躺時頭部放鬆擺正，下巴微縮，耳垂離開肩膀多些。頸部延伸拉長，但保持原有的自然弧度。

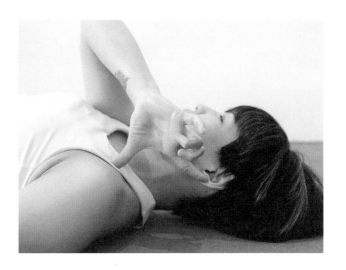

05 頭部位置

頭部提起離地時,下巴與胸腔之間保持可放入一個拳頭大小,下巴儘量不過度內縮或上抬,避免造成頸肩的壓迫。

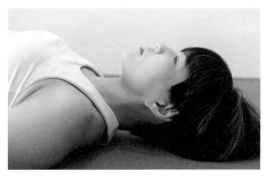

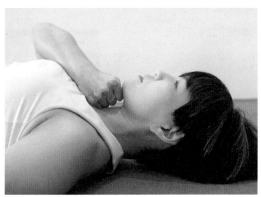

皮拉提斯與瑜珈的差異

	皮拉提斯	瑜珈
呼吸方式	肋間呼吸（橫膈膜呼吸、側式呼吸） 主動呼吸 固定呼吸	腹式呼吸
課程前	暖身動作	頌唱 冥想
輔具使用	大、小抗力球 皮拉提斯環 彈力帶	瑜珈磚 瑜珈棍 壁繩……等
訓練重點	提升肌力協調性與柔軟度 專注身體訓練	培養柔軟度 心靈層面提升

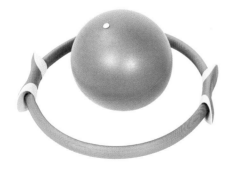
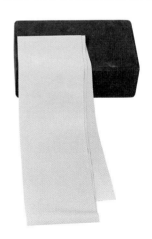

暖身運動

暖身運動可以增加身體
與關節活動度和血流量含氧
量，讓肌肉與關節骨骼達到
活動前的預備狀態。所以不
可忽略，運動前一定要做好
暖身運動。

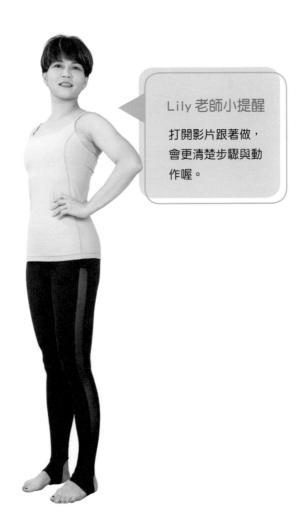

Lily 老師小提醒

打開影片跟著做，
會更清楚步驟與動
作喔。

暖身動作

01

骨盤捲起
Pelvic Curl

啟動核心訓練，使用抗力球。

STEP
1

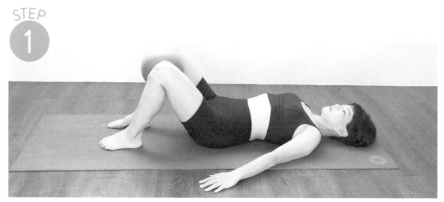

平躺在地板（不可在床上），雙腳膝蓋彎曲與髖同寬，腳趾、膝蓋朝前並且與髖關節呈一直線，脊椎維持自然彎曲。雙腳膝蓋中間可以使用輔具，小球或皮拉提斯環，可以維持雙腳的距離和提醒大腿內側在動作時的內縮運動。雙手伸直、掌心朝下在身體左右兩側，肩膀放鬆。骨盤平行地面，脊椎保持自然彎曲與弧度。吸氣預備。

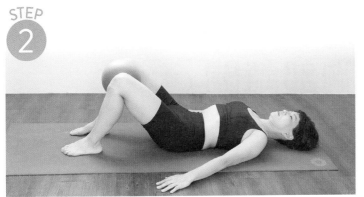

STEP 2

吐氣，肚子往內縮，腰椎找到地板並且平貼，骨盤開始動作，尾椎、腰椎、胸椎一節一節捲起至膝蓋與肩膀呈一直線。注意：頭與頸部是延伸。

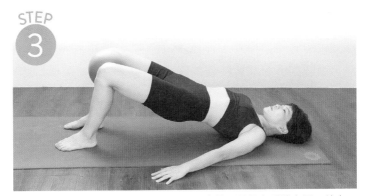

STEP 3

吸氣，停留，確認骨盤維持正中穩定，膝蓋、骨盤和肩膀在同一線上。肩膀與雙手手臂同時支撐身體，不可把重量給頭頸部。

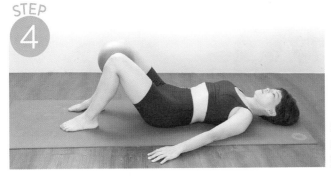

STEP 4

吐氣，胸椎、腰椎、尾椎一節一節放回來，回到原始的位置。

暖身動作

02 胸部離開（進階）
Chest Lift

基礎動作（參看 P56-P58）

1.平躺，雙腳膝蓋微彎。雙腳膝蓋中間可夾小球。

2.吸氣預備。

3.吐氣時，頭頸肩離開墊子，雙手輕扶耳朵，手肘往左右兩側打開，眼睛的視線看著膝蓋前側。這時肚子往內收，大腿內側微微用力，夾住小球停留8秒。重複做8次。

進階動作

STEP
1

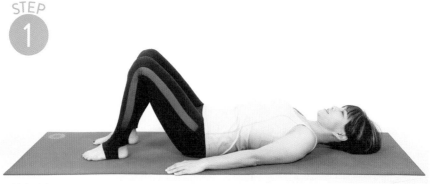

平躺在地板，雙腳膝蓋彎曲並且與髖同寬，腳趾、膝蓋朝前並且與髖關節呈一直線，脊椎維持自然彎曲。肩膀放鬆，骨盤平行地面。下巴與胸口維持一個拳頭距離。吸氣預備。

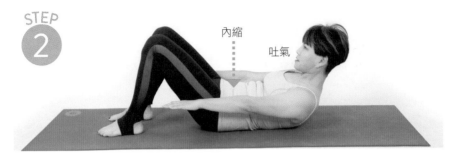

內縮　　吐氣

吐氣，肚子往內縮，頭、下巴、脖子、肩膀捲起，雙手手肘維持朝外。發力位置腹部。頭、頸、肩膀離地，但不用力。後側腰部完全貼住地面。腹部持續內縮與發力。

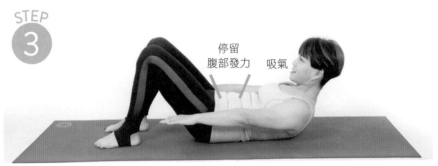

停留
腹部發力　吸氣

吸氣，停留。上半身離開地面，腹部一樣發力，雙手手肘仍然維持左右兩側打開，不可雙手手肘朝前帶著頭頸部和身體用力。下巴與胸口仍然維持一個拳頭距離。

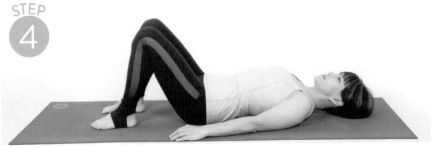

吐氣，身體慢慢捲回地面，回到起始位置。脊椎一節一節放回。

檢視自己的身體：自我評量

皮拉提斯的要素是察覺自己的變化，專注細節，改變自己的身體。

☐ 平躺在地墊上。調整呼吸（鼻吸氣、嘴吐氣），雙手放在左右邊肋骨
　下緣（並想像兩邊有小球）。

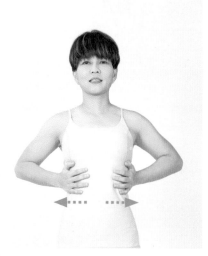

鼻吸氣：
肋骨往手的方向。

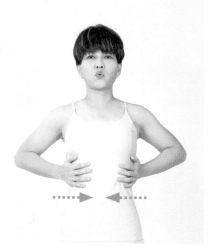

嘴吐氣：
肋骨往中心位置靠近。

□ 平躺在地墊上。頭部是否擺正，肩膀與耳朵的距離多些。下巴微縮，
　下巴與胸口保持一顆網球距離。

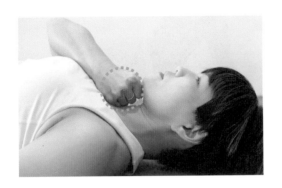

□ 平躺時雙腿是否併攏，或全程可否彎曲。
□ 平躺時腰椎是否維持自然的彎曲。

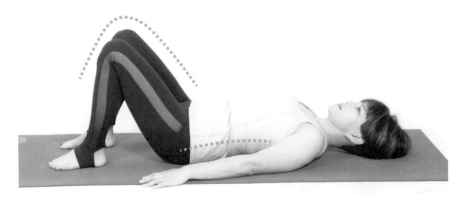

□ 練習肚臍往內收，並朝背的方向。

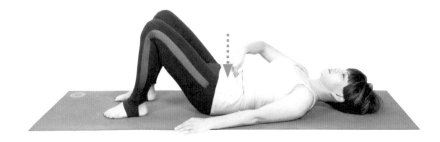

□ 身體捲起時，能維持腳部不動。

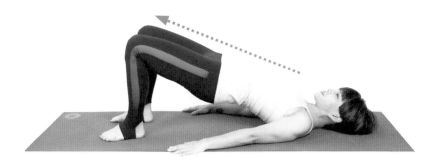

□ 身體捲起，雙手離開墊子向上伸。

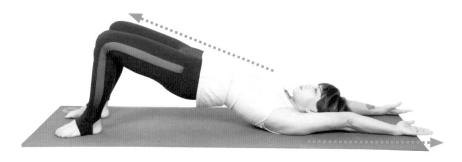

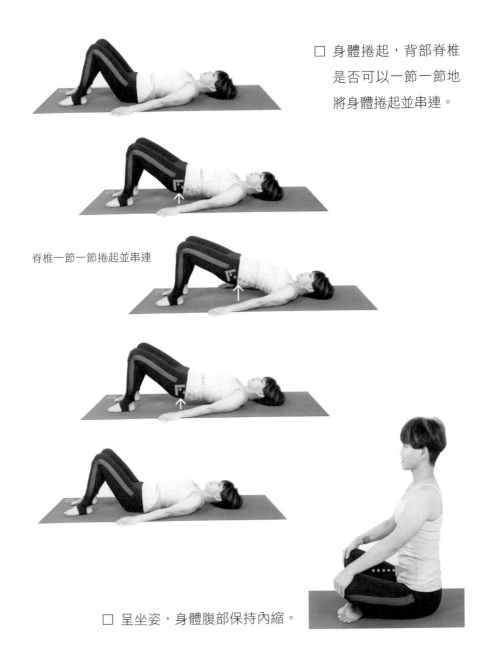

□ 身體捲起，背部脊椎
　 是否可以一節一節地
　 將身體捲起並串連。

脊椎一節一節捲起並串連

□ 呈坐姿，身體腹部保持內縮。

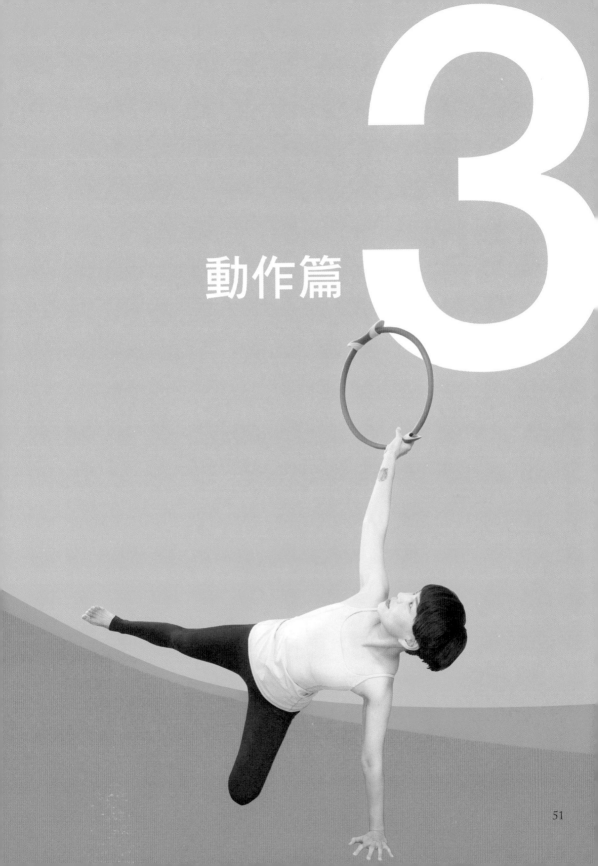

動作篇

3

訓練腹部 │ 每日早晚各做 10~20 次 │ 難易★

01

骨盤捲起
Pelvic Curl（Pelvic Lift）

　　骨盤捲起這組動作可以增加脊椎的活動度和強化骨盤的穩定。懷孕和生產過程造成的骨盆底鬆弛問題，更年期與年老導致的骨盆腔組織老化而無法負重物或是漏尿的問題都可改善，同時還能舒緩腰酸背痛。

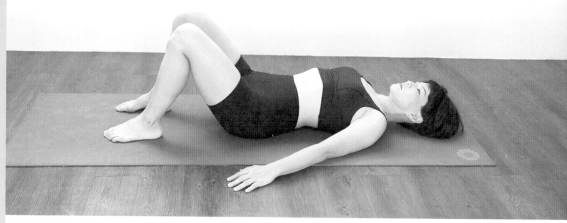

STEP 1

平躺在地板（不可在床上），雙腳膝蓋彎曲與髖同寬，腳趾、膝蓋朝前並且與髖關節呈一直線，脊椎維持自然彎曲。雙腳膝蓋中間可以使用輔具，小球或皮拉提斯環，可以維持雙腳的距離和提醒大腿內側在動作時的內縮運動。雙手伸直、掌心朝下在身體左右兩側，肩膀放鬆。骨盤平行地面，脊椎保持自然彎曲與弧度。吸氣預備。

STEP
2

吐氣,肚子往內縮,腰椎找到地板並且平貼,骨盤開始動作,尾椎、腰椎、胸椎一節一節捲起至膝蓋與肩膀呈一直線。注意:頭與頸部是延伸。

教學影片

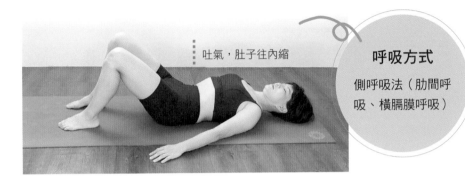

吐氣,肚子往內縮

呼吸方式

側呼吸法(肋間呼吸、橫膈膜呼吸)

STEP
3

吸氣,停留,確認骨盤維持正中穩定,膝蓋、骨盤和肩膀在同一線上。肩膀與雙手手臂同時支撐身體,不可把重量給頭頸部。

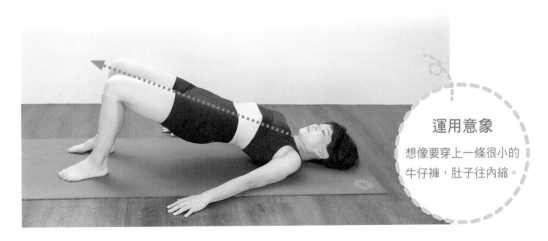

運用意象

想像要穿上一條很小的牛仔褲,肚子往內縮。

STEP
4

吐氣，胸椎、腰椎、尾椎一節一節放回來，回到原始的位置。

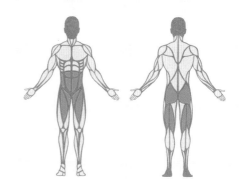

訓練
肌肉

● 腹直肌、腹外斜肌、腹內
　斜肌、腹橫肌。
● 骨盆底肌群→尾骨肌、提
　肛肌（恥骨尾骨肌、恥骨
　值肌、髂骨直肌）
● 髖伸肌群→臀大肌、大腿
　後肌。

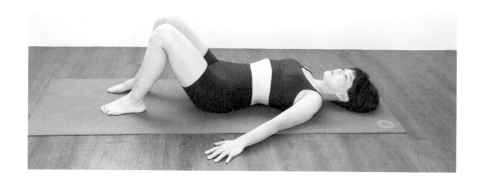

· 抬下巴。

· 聳肩。

· 過度將髖部推往天空。

· 胸椎未抬起。

· 雙腳呈外八打開。

Lily老師
小叮嚀

● 雙手穩定，肚臍往背的方向，臀部微收。

● 慢慢控制脊椎一節一節捲起，骨盤維持自然體位，不前後傾。

進階
動作

Shoulder Bridge

● 單腳離開，剩上半身與一隻腿支撐。

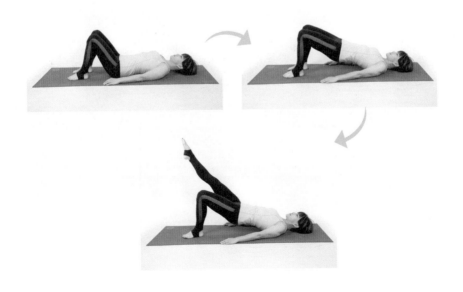

訓練腹部 │ 每日早晚各做 10~20 次 │ 難易★

02 胸部離開
Chest Lift

　　胸部離開這組動作可防止腹部肌肉鬆弛，強化腰腹核心肌群，改善腰酸背痛、無法久站。

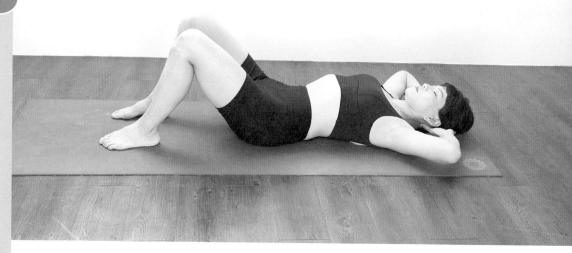

STEP 1

平躺在地板，雙腳膝蓋彎曲並且與髖同寬，腳趾、膝蓋朝前並且與髖關節呈一直線，脊椎維持自然彎曲。肩膀放鬆，骨盤平行地面。雙手摸耳朵，手肘朝外，下巴與胸口維持一個拳頭距離。吸氣預備。

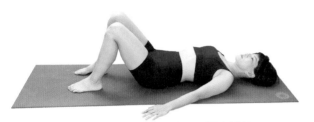

起始動作：平躺，雙腿膝蓋彎曲，腳尖朝前。

教學影片

呼吸方式

側呼吸法（肋間呼吸、橫膈膜呼吸）

肚子往內縮

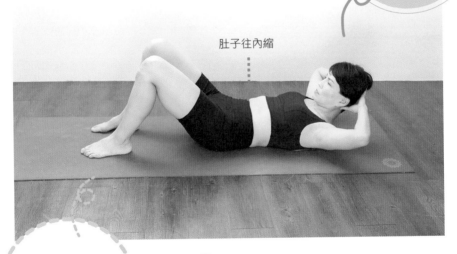

運用意象

想像有人往您的肚子打，內縮腹部。

STEP
2

吐氣，肚子往內縮，頭、下巴、脖子、肩膀捲起，雙手手肘維持朝外。發力位置腹部。頭、頸、肩膀離地，但不用力。後側腰部完全貼住地面。腹部持續內縮與發力。

STEP 3 吸氣，停留。上半身離開地面，腹部一樣發力，雙手手肘仍然維持左右兩側打開，雙手手肘不可朝前帶著頭頸部和身體用力。下巴與胸口仍然維持一個拳頭距離。

一個拳頭距離

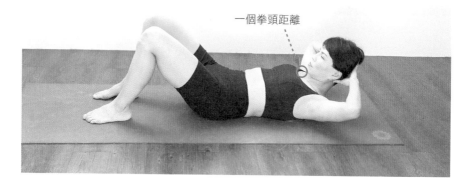

STEP 4 吐氣，身體慢慢捲回地面，回到起始位置。脊椎一節一節放回。

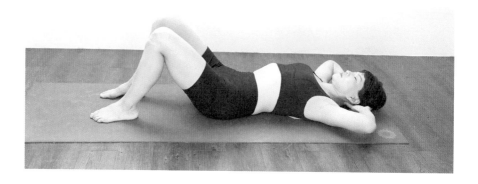

● 脊椎屈肌群→腹直肌、腹外
斜肌、腹內斜肌。

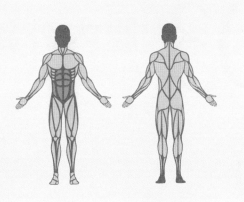

· 上胸捲起時，眼睛看著膝蓋前端。下巴不要抬高。雙手手肘要保持
打開，放在肩膀兩側，注意不要往前夾。

· 盡量拉長耳朵與肩膀的距離。

· 孕婦不可以做。

· 身體捲起時，下巴與胸口盡量保持一個拳頭大距離。

· 大腿保持放鬆，不用力

● 雙手可往前伸直，但雙手高度不可超過肩膀。（詳細動作步驟參考
P44-P45）

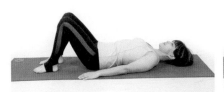
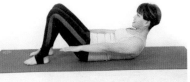

訓練腹部、側腹 ｜ 每日早晚各做 10~20 次 ｜ 難易★

03 腹內外斜肌扭轉
Chest lift with Rotation

這組動作可預防下背部傷害，減少腰椎過度前彎，改善產後下背痛。

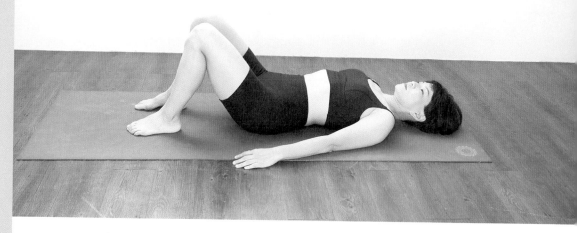

STEP 1

起始動作：平躺，雙腳膝蓋彎曲並且與髖同寬，腳趾、膝蓋朝前並且與髖關節呈一直線，脊椎維持自然彎曲。雙手往前伸直、掌心朝下在身體左右兩側，肩膀放鬆。骨盤平行地面。吸氣預備。

教學影片

呼吸方式

側呼吸法（肋間呼吸、橫膈膜呼吸）

運用意象

想像骨盤與雙腳被重物壓住固定，只剩腰部以上可自由動作。

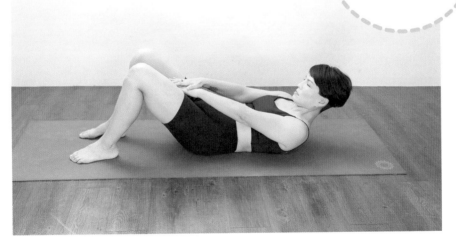

STEP
2

吐氣，身體捲起，雙手維持手掌上下交疊並且與鼻尖同高。
吸氣停留。

STEP 3 吐氣，身體轉向右邊，骨盤維持中立位置。保持穩定。

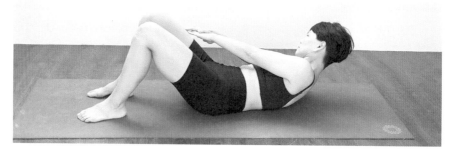

STEP 4 吸氣，停留，回中間。

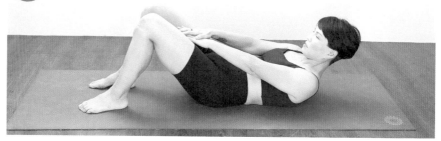

 STEP 5 吐氣，身體轉向左側。

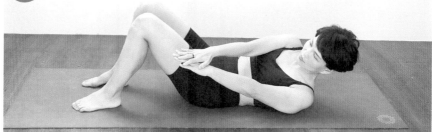

轉右→回中間→轉左，算一次，來回做十次。

● 脊椎屈肌與旋轉肌群,腹
直肌、腹外斜肌、腹內斜
肌、腹橫肌。

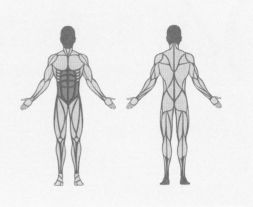

1. 骨盤保持穩定,維持中立位置。
2. 不聳肩,肩膀放鬆。
3. 發力位置腹部。

訓練腹部、側腹 │ 5～10 次 │ 難易★

04 膝蓋左右扭轉
Knee Side To Side

學習使用腹橫肌與腹斜肌，幫助保護脊椎，避免身體在扭轉時受傷。

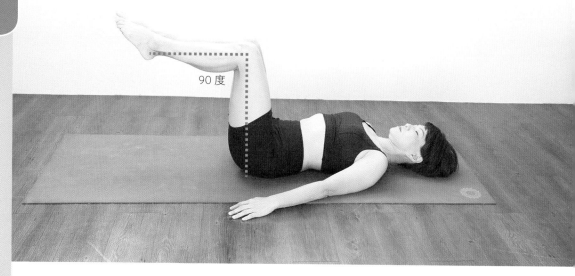

90 度

STEP 1

身體平躺，雙腳膝蓋彎曲離地，並呈 90 度。膝蓋在髖關節正上方，小腿與地面平行。雙手伸直、掌心朝下平放兩側。腹部保持收縮，骨盤維持中立穩定，大腿內側向內收，下巴與胸口維持一個拳頭距離。肩膀與耳朵距離拉長，肩膀放鬆，不聳肩。

教學影片

STEP **2**

吸氣，雙腳膝關節與骨盤同時轉右側。腰部以上的頭、
頸、肩保持穩定，不可因下半身扭轉而離地。尤其是
肩膀，不可離開地面。

呼吸方式

側呼吸法（肋間呼
吸、橫膈膜呼吸）

STEP **3**

吐氣，雙腳回中間。軀幹保持穩定。

運用意象

上半身（頭頸肩）想像
被黏在地板上，只剩胸
部以下可以動作。

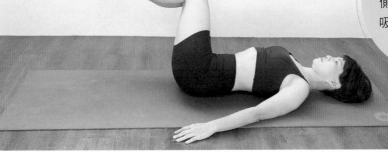

STEP
4 吸氣，雙腳膝關節與骨盤同時轉往左邊轉。頭、頸、肩不可因下半身扭轉而離地。尤其是肩膀，不可離開地面。

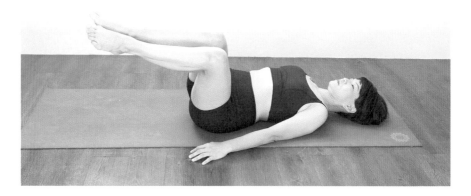

STEP
5 吐氣，雙腳回中間。軀幹保持穩定。左右來回共 10 次。

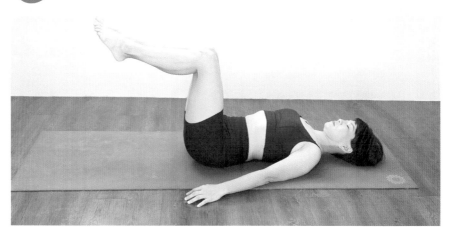

● 脊椎屈肌群與旋轉肌群→
腹直肌、腹外斜肌、腹內
斜肌、腹橫肌。

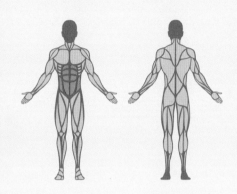

● 雙腳扭轉時，肩膀保持貼地。不可因為雙腳扭轉角度過大而肩膀離地。
● 雙手在左右兩側打開不可超過肩膀。
● 動作進行時，肩膀持續穩定在墊上，腹部保持內縮。

● 扭轉時，如果雙腿離地而腰部後方覺得不舒適，可先雙腳彎曲合併踩
地，或腳跟輕輕踮地。

3

動作篇｜膝蓋左右扭轉

進階動作

腳伸直往天空，或雙膝中間夾大的抗力球。

教學影片

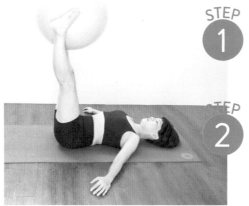

STEP **1**　大球放在腳踝位置，雙手放在身體兩側，掌心朝下，腹部內縮，不聳肩。雙腳往天空伸直，雙腳在髖關節正上方，下巴微收，頭、頸、肩保持穩定。

STEP **2**　吸氣，雙腳膝關節與骨盤同時轉左側，並且大腿內側與腹部同時發力。頭、頸、肩保持穩定，不離開地面，尤其是肩膀不可離地。

STEP **3**　吐氣，雙腳回中間。軀幹保持穩定。

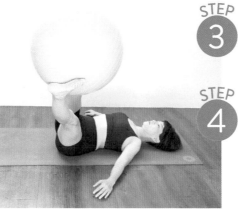

STEP **4**　吸氣，雙腳膝關節與骨盤同時轉右側，並且大腿內側與腹部同時發力。頭、頸、肩保持穩定，不離開地面，尤其是肩膀不可離地。

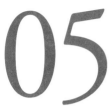

腿部畫圈
Leg Circles

　　髖關節為球窩關節，可以彎曲、伸展、內屈、外展、內側旋轉與外側旋轉，是人體最大的關節，也是人類站立、步行或日常活動最重要的關節。這組動作可強化腿部肌力，增加髖關節的活動度。同時也能訓練腿部肌肉群。

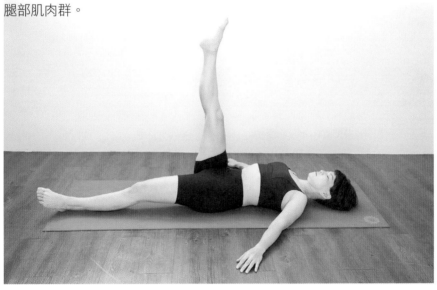

STEP
1

平躺，雙手平放在身體的左右兩側，手心朝下。臉朝上。雙腿伸直。
脊椎維持自然彎曲。右腳膝蓋彎曲離地，往天花板方向伸直，腳底朝天花板，腳趾、膝蓋與髖關節呈一直線。

呼吸方式

側呼吸法（肋間呼
吸、橫膈膜呼吸）

教學影片

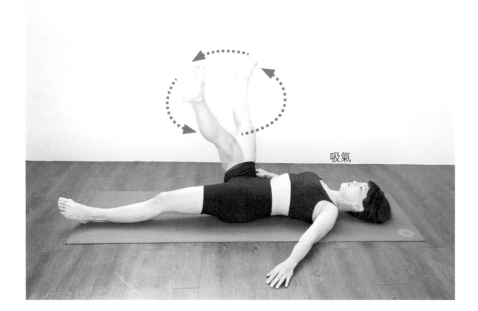

吸氣

STEP

吸氣，腿部在空中逆時針方向畫圈，骨盤保持穩定。

STEP 3

吐氣，腿部再往同個方向畫圈。同一方向 10 圈。

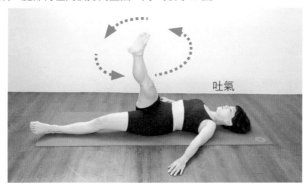

吐氣

STEP 4

同一方向 10 圈。腿部在空中往順時針方向畫圈。

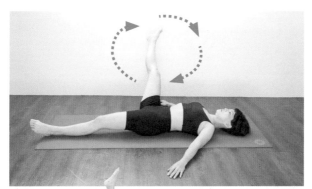

STEP 5

再換左腳做。

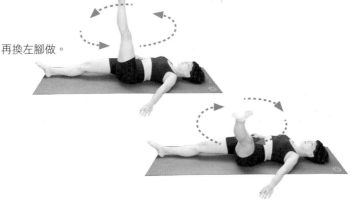

訓練
目標肌肉

● 脊椎前側旋轉肌群與穩定肌
群：腹直肌、腹外斜肌、腹
內斜肌、腹橫肌。

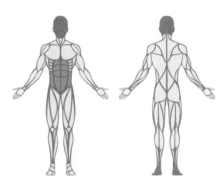

Lily老師
小叮嚀

1. 剛開始練習時，骨盤會因為腿抬高而左右搖晃，可將畫圈的範圍變小。

2. 若大腿後側過緊無法伸直，可以從膝蓋微彎開始練習。

3. 骨盤維持穩定且保持在地面上。

替代
動作

● 側身畫小圈。

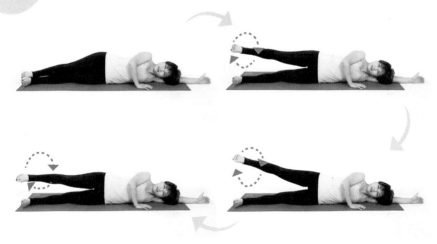

06 大腿內側舉腿
Inner Thigh lifts

訓練脊椎側彎肌群的肌力，並且加強核心穩定技巧與大腿內側肌肉。

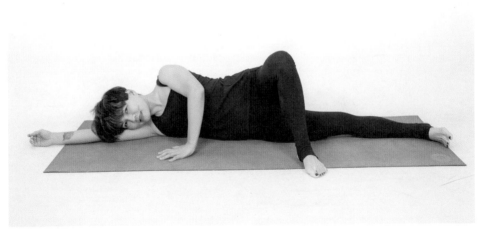

STEP 1

側躺，頭頂到腳趾呈一直線，頭躺在下位的手臂上，臉朝正前方，眼睛看前方。
上位的手肘彎曲，掌心平貼地面，手指朝向頭部。肩膀與骨盤穩定與地面垂直。
腹部與肋骨內縮穩定核心。上位的腳膝蓋彎曲，置於地面上。下位的腳伸直平
放在地面，腳延伸。吸氣預備。

呼吸方式

側呼吸法（肋間呼吸、橫膈膜呼吸）

教學影片

運用意象

想像後面有一面牆，身體穩定。

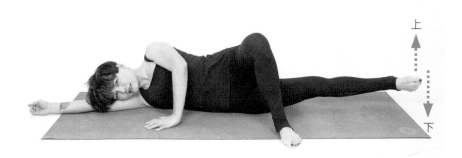

上

下

STEP 2

吐氣，下位的腳離開地面並伸直，來回上下 10 次。勿舉過高造成骨盤傾斜。

吸氣，停留。10 秒。

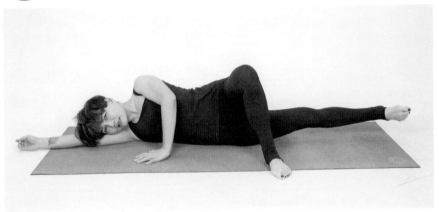

吐氣，放下。回起始位置。再換另一隻腳。

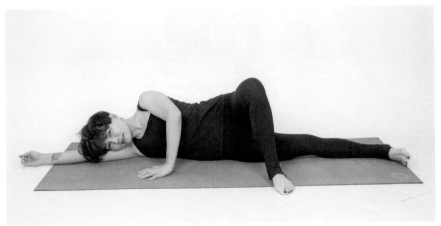

訓練
肌肉

- 下脊椎側彎肌群、腹外斜肌、腹內斜肌、腰方肌、豎脊肌、髂腰肌、大腿內收肌群

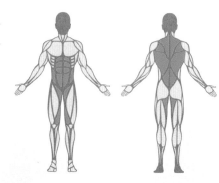

Lily老師
小叮嚀

- 身體不要隨著下半身晃動。
- 身體的重量不要用胸前的手撐住。
- 腹部要內縮。

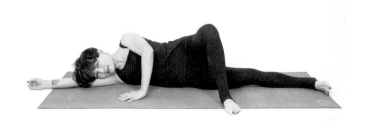

07 畫小圓圈
Small Circles

這組動作可緊實大腿內側、臀部，並可雕塑側腰腹部。加強訓練臀肌與髖關節外轉肌。

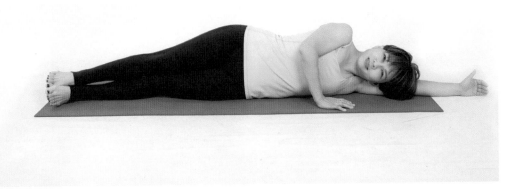

STEP 1　側躺，下位手臂伸直，頭躺在下位手臂上，雙腳伸直。頭到腳呈一直線。臉朝正前方，眼睛看前方。上位的手肘彎曲，掌心平貼地面，手指朝向頭部。腹部與肋骨內縮，穩定軀幹。脊椎保持自然弧度，大腿內側合併夾緊，腳跟合併。

教學影片

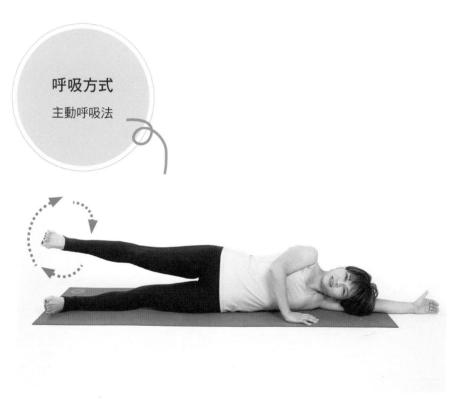

呼吸方式

主動呼吸法

STEP
2

吸氣，上面的腳離開並伸直，四小口吸氣，順時針畫四個小圈。

STEP 3　吐氣，上腿仍維持順時針方向，畫四個小圈。

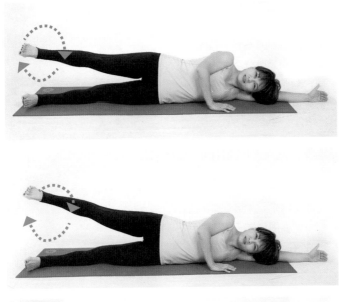

STEP 4　吸吐各四小口氣為一組。順時針方向做二組。逆時針方向做二組。

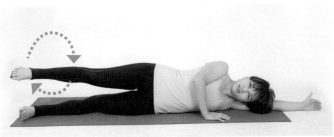

訓練肌肉

- 腹內外斜肌、腰方肌、豎脊肌、脊椎後方深層肌肉
- 髖外展肌群（臀中肌、臀小肌）、髖內收肌群、四頭肌
- 下脊椎側彎肌群：腹外斜肌、腹內斜肌、腰方肌、豎脊肌、髂腰肌

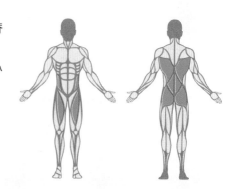

Lily老師小叮嚀

- 上身要穩定，不可隨著下肢的動作而左右搖擺。
- 保持骨盤的穩定，臀肌要記得收縮夾緊。
- 肋骨與腹部要保持收縮。

08 腳跟拍打
Heel Beats

訓練大腿前側與內側肌肉，強化臀肌塑型。

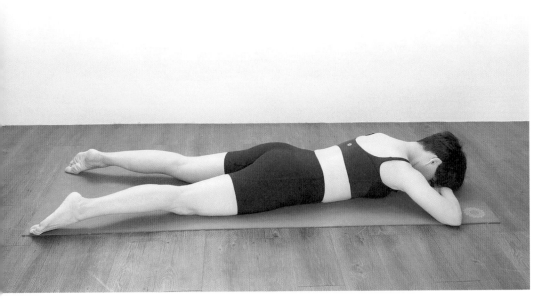

STEP 1 採俯臥，身體從頭到腳呈一直線。雙手放在額頭正下方，臉朝下，肩膀放鬆。骨盤貼於地面，腰椎維持自然弧度。雙手手肘往外打開。雙腿伸直，微微張開呈 V 字型。腹部內收。吸氣預備。

STEP
2
臀部內縮將大腿前側離開地面，雙腿維持 V
字型。腹部保持用力內縮，上半身保持穩定
在地面上。肩頸、手臂保持放鬆。

教學影片

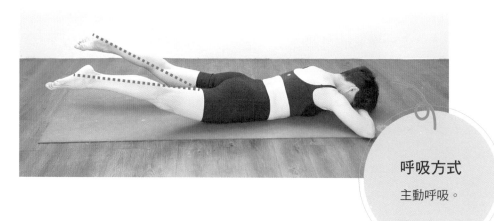

呼吸方式

主動呼吸。

STEP
3
一口氣分五小口吸。
吸五小口時大腿內側用力向內夾緊，帶動腳跟互相拍打 5 次。

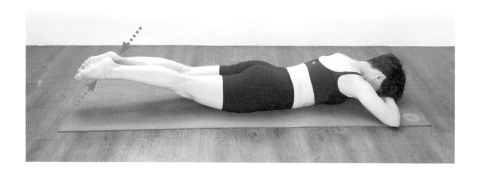

STEP 4

吐氣五小口，腳跟仍維持拍打 5 次，大腿前側仍保持離地。

STEP 5

吸氣、吐氣各 5 次為一組，共做五組，雙腿再慢慢放回地面。

訓練
肌肉

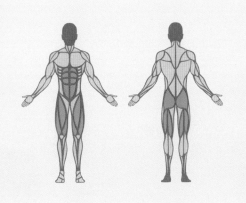

● 臀大肌、大腿後側肌、四頭肌、腹直肌、腹橫肌。可雕塑臀部、大腿內外側。

Lily老師
小叮嚀

● 腳跟拍打的過程，要保持身體穩定，肩頸放鬆。
● 雙腿也要保持伸直，膝蓋不彎曲。腹肌與臀肌保持收縮。

訓練腹部、大腿 ｜ 左右交換一次為一組，共做 10 組 ｜ 難易★★

09 單腿伸展
Single Leg Stretch

鍛鍊核心穩定，強化腹肌，強化大腿前側肌肉，延伸大腿後側。

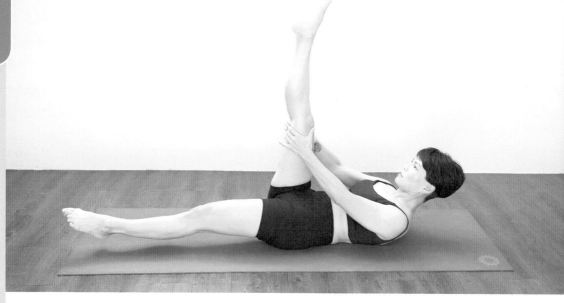

STEP 1　平躺。頭、頸、肩離地。一隻腿往天空伸直，雙手環抱膝蓋後側，另一腳伸直。下背部仍然維持貼地。吸氣預備。

教學影片

STEP
2

吐氣 2 次。上面的腿往額頭方向 2 次。
腹部往脊椎方向收。

呼吸方式
固定呼吸法

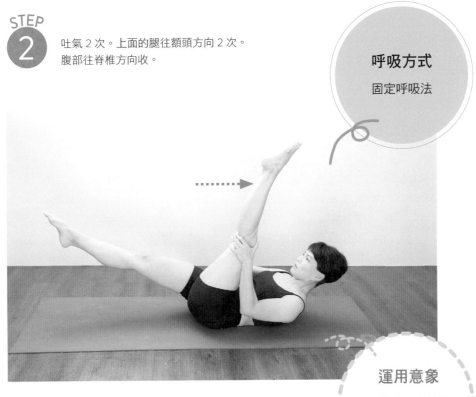

運用意象
想像上半身被固
定，只剩腿部可以
做動作。

85

STEP
3

吸氣，交換腳。換另一隻腳，雙手環抱膝蓋後側。

STEP
4

吐氣 2 次，上面的腿往額頭方向 2 次。腹部保持內收。

STEP
5

重複腿部交換。左右交換為一組，共做五組。

訓練
肌肉

- 脊椎屈肌群：腹直肌、
  腹外斜肌、腹內斜肌
- 髖屈肌群：髂腰肌、腹
  直肌、縫匠肌、闊筋膜
  張肌、恥骨肌

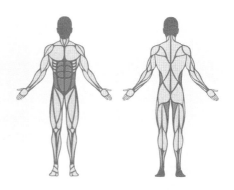

Lily老師
小叮嚀

- 動作過程中，腰與脊椎緊貼地面。
- 頸部保持延伸。
- 肩胛骨保持中位置，不可前動或聳肩。

10

側躺抬腿
Leg lift side

訓練脊椎的側彎肌群的肌力，強化核心穩定。

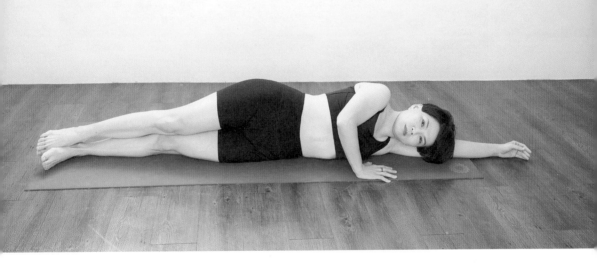

STEP 1

側躺，頭頂、下手臂與身體呈一直線。上手臂手肘彎曲，掌心貼於地面。手指朝
向頭部方向。雙腳合併伸直，大腿內側用力夾緊。吸氣預備。

STEP
2 吐氣，雙腳合併離開地面，腹部與肋骨內縮。

呼吸方式
側呼吸法（肋間呼吸、橫膈膜呼吸）

教學影片

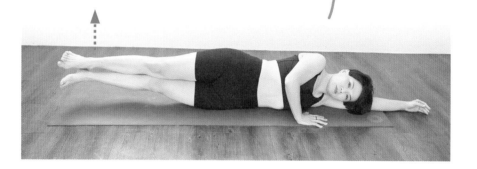

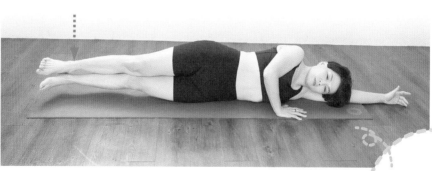

STEP
3 吸氣停留。

STEP
4 吐氣，雙腳回地面。來回上下共 10 次。再轉身換邊做。

運用意象
想像背部後側貼著牆

● 下脊椎側彎肌群：腹外
斜肌、腹內斜肌、腰方
肌、豎脊肌、髂腰肌

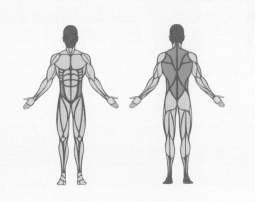

● 腹部、臀部和大腿內側收縮。動作時，腿部要保持穩定。
● 雙腳合併。
● 背部延伸拉長。
● 骨盤前側維持與地面垂直。

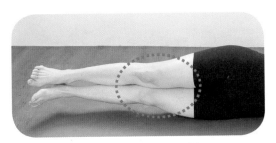

雙腳保持合併

訓練背部｜10 次｜難易★

11 背部伸展
Basic Back Extension

背部伸展可訓練豎脊肌、半棘肌、脊椎後側的深層肌群。做這個動作可改善背部肌力不平衡與脊椎側彎。強化脊椎肌肉群肌力，並同時發展腹肌收縮以及保護下背部，預防駝背。

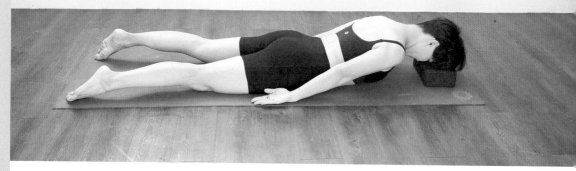

STEP
1

俯臥。雙手在身體兩側，掌心朝天花板，雙腳伸直放鬆，骨盤前側平貼地面。腰椎保持自然弧度。吸氣預備。

STEP 2

吐氣，頭、頸、肩膀提起並離開地面。下巴微收，避免將頭頸部上揚，身體保持一直線。

呼吸方式

側呼吸法（肋間呼吸、橫膈膜呼吸）

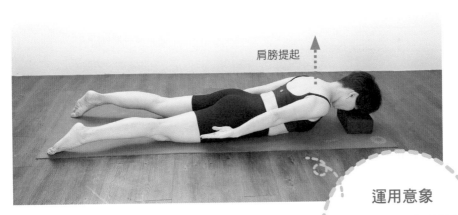

肩膀提起

運用意象

想像下肢、骨盤被彈力帶綁住並以重物固定，剩腰部以上可以動作。

91

STEP 3

吸氣停留，腹部保持內縮。

吸氣，肩膀
保持提起

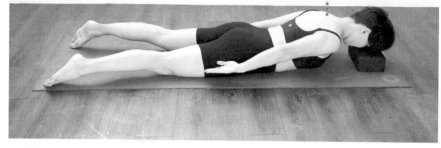

STEP 4

吐氣，身體回地面。反覆練習 10 次。

訓練
肌肉

● 豎脊肌、半棘肌、脊椎後
側深層肌群

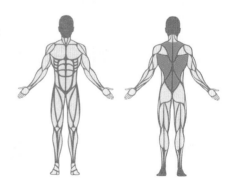

- 注意脖子不要折頸。
- 腹部維持收縮，協助背部。
- 避免背部過彎，脊椎維持一直線並延伸。

進階
動作

- 超人動作：雙手與雙腳離地。

STEP
1

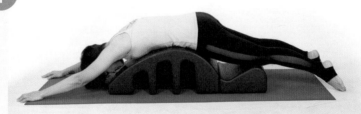

STEP
2

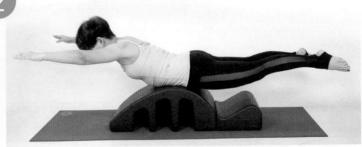

訓練大腿、背部、臀部｜
左右扭轉交換為一次，共做五次｜難易★★

12 雙腿踢
Double leg kick

這組動作可增加脊椎伸肌群肌，還可舒緩脊椎側彎與駝背、伸展背部與肩膀、加強背部線條，增加背部肌肉、臀肌與大腿後側肌肉。

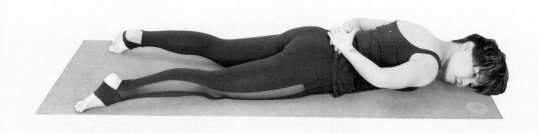

STEP 1 起始動作：俯臥。身體呈一直線，雙腿伸直，呈 V 字型。頭部轉向一邊，雙手手掌交疊於腰部後側，手肘朝外，骨盤前側貼於地面。吸氣預備。

教學影片

吐氣 3 次，腳跟朝臀部方向 3 次。

呼吸方式

固定呼吸模式。

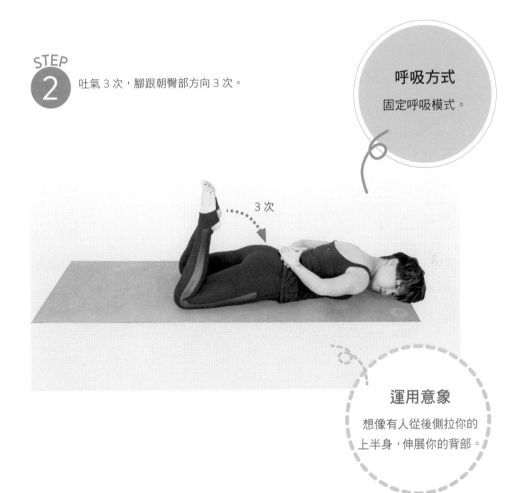

3 次

運用意象

想像有人從後側拉你的
上半身，伸展你的背部。

STEP 3

吸氣，雙腿伸直，同時頭頸胸離開，頭回正，臉朝下。雙手手肘伸直拉長，大腿前側離開。腹部仍保持內縮，下巴微收，身體保持一直線。

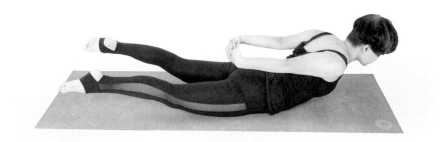

STEP 4

身體回地面，頭轉向另一側，再吐氣 3 次，腿朝臀部方向 3 次。

STEP 5

（同 3）吸氣，雙腿伸直，同時頭頸胸離開，頭回正，臉朝下。雙手手肘伸直拉長，大腿前側離開。腹部仍保持內縮，下巴微收，身體保持一直線。
左 + 右算一組，共做 5 次。

- 脊椎伸肌群：豎脊肌、半
  棘肌、脊椎後方深層肌群
- 髖伸肌群：臀大肌、大腿
  後肌群

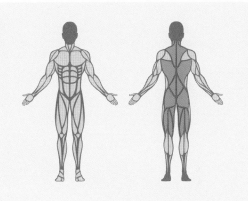

- 肩膀、鎖骨、手腕或背部有受傷者，不可做這個動作。
- 拉長肩膀與耳朵距離（不聳肩）。
- 眼睛的視線看墊子前方不折頸，
  保持頸椎自然弧度。
- 膝蓋、腿部無法伸直，可微微彎曲。
- 骨盤前傾平貼地面。

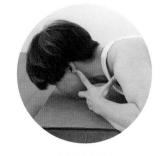

- 大腿前側肌肉如果過度
  緊繃，腿部彎曲動作幅度
  可變小。

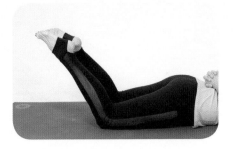

訓練背部，進階動作 |
吸吐各四口氣為一次，共做五次。 | 難易★★★

13 游泳拍打
Swimming

這組動作可增加脊椎與背肌的穩定與協調，對於日常生活動作的發展都很有幫助，例如：走路和跑步。

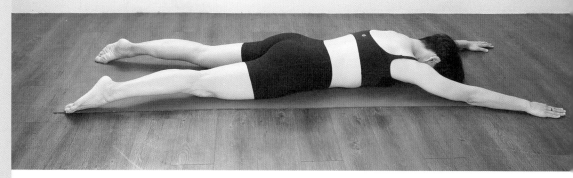

STEP 1 俯臥，身體呈一直線，雙手往頭頂方向伸直，掌心朝下，雙腳往後延伸呈 V 字型。
骨盤前側貼於地面，腹部內縮，腰椎保持自然弧度。吸氣預備。

教學影片

呼吸方式

主動呼吸法。

運用意象

想像自己在水中游泳，
手腳輕拍打。

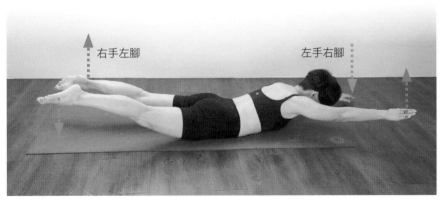

右手左腳　　　　　　　　　　　　左手右腳

STEP 2

一口氣分四小口吸。吸一口氣，右手和左腿同時伸直抬高，吸第二口氣交換手
和腳，吸第三口氣再交換。

99

STEP
3

吐氣，吐一口氣，右手和左腿同時伸直抬高，吐第二口氣交換手和腳，吐第三口氣再交換。

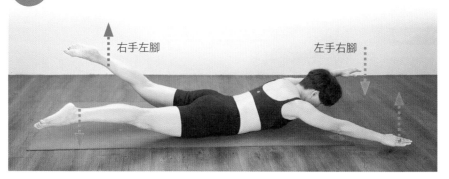

右手左腳　　　　　　　　左手右腳

STEP
4

吸、吐各四口氣為一組，共做五組。

訓練
肌肉

- 脊椎伸肌群及旋轉肌群：豎脊肌、半棘肌、脊椎後方深層肌群
- 髖伸肌群：臀大肌、大腿後肌群

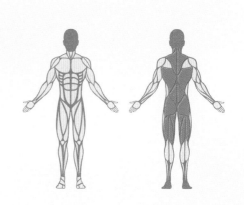

- 肩膀有受傷者先不做手部動作。下背部疼痛者也先不要做這個動作。
- 頭部過度抬高,造成頸部肌肉緊繃。
- 保持骨盤前側緊貼地板不晃動。
- 手腳離地高度前後一致。

替代
動作

- 超人動作

STEP
1

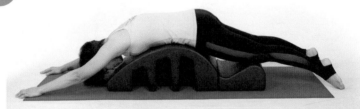

STEP
2

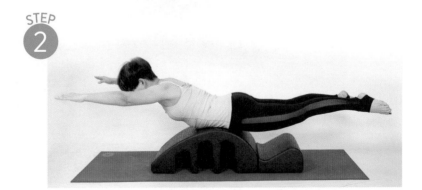

訓練手臂 ｜ 10 次 ｜ 難易★

14 肱二頭肌
Biceps Brachii

平常搬或提重物時需要使用的手臂內側肌肉就是肱二頭肌，多做這個運動可鍛鍊臂力，也可甩掉蝴蝶袖。

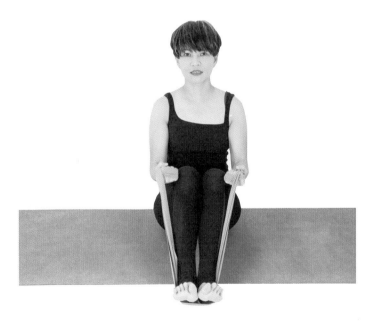

STEP 1

使用彈力帶

起始動作：採坐姿。腹部內縮，脊椎拉長，背部伸直。雙腿彎曲，腳掌勾起，將彈力帶繞過腳底做固定。雙手抓住彈力帶兩端，雙手掌心朝上，往身體方向提高，肩膀下壓，抬頭挺胸收小腹。吸氣預備。

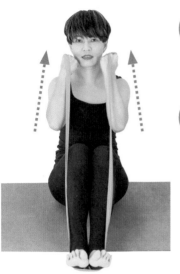

教學影片

STEP 2

吐氣：雙手手肘彎曲，往肩膀方向。

STEP 3

吸氣：雙手回起始位置。保持手肘在空中的位置，反覆10次。

呼吸方式

側呼吸法（肋間呼吸、橫膈膜呼吸）

訓練 肌肉

● 肱二頭肌。

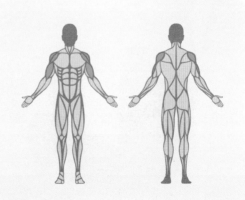

Lily老師 小叮嚀

● 呈坐姿，腹部內縮，不讓身體前傾或駝背。

訓練手臂 ｜ 反覆練習 10 次 ｜ 難易 ★

15 肱三頭肌
Triceps Brachii

　　肱三頭肌是負責伸直手臂與帶動手臂後舉的動作，訓練這個部位可改善五十肩和蝴蝶袖。

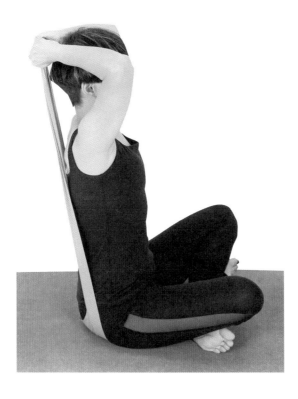

STEP
1

起始動作：呈坐姿，彈力帶放在臀部正下方。從後背拉起，雙手握住彈力帶，手肘彎曲，手臂內側靠近耳朵，但不聳肩。腹部內縮，脊椎延伸拉長。吸氣預備。

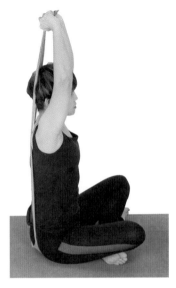

教學影片

STEP 2

吐氣，雙手雙臂伸直往天空。腹部仍維持內縮，脊椎穩定延伸拉長。

STEP 3

來回做 10 次

呼吸方式

側呼吸法（肋間呼吸、橫膈膜呼吸）

訓練 肌肉

● 肱三頭肌

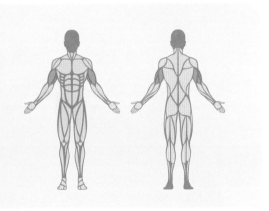

Lily老師 小叮嚀

● 腹部收緊，頸部拉長，不聳肩。

訓練背部、肩頸｜反覆練習 10 次｜難易★

16 闊背肌
Latissimus Doris Muscle

這組動作可訓練背部的穩定度以支撐身體，減少背痛。同時還可預防胸部下垂與外擴，減少副乳。闊背肌可協助肩部的伸展、內收、內旋，所有拉的動作都會帶動背部延伸以及手臂後舉動作，像是划船動作、引體向上。

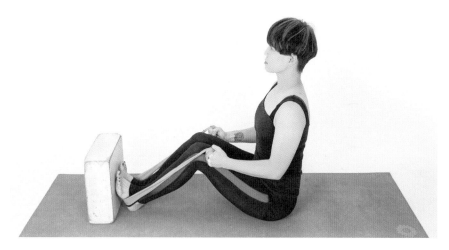

STEP 1

起始動作：坐姿。彈力帶放在腳板正中間，腳尖朝上，踩在一面牆上。手臂彎曲呈 90 度。手肘夾緊於身體兩側，背部保持直立。腹部內縮。吸氣預備。

STEP 2 吐氣，雙手往後做划船動作，軀幹保持穩定。

STEP 3 吸起，回到起始位置。來回做 20 次。

教學影片

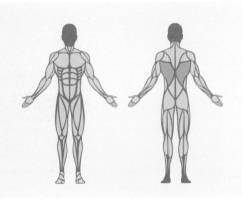

呼吸方式

側呼吸法（肋間呼吸、橫膈膜呼吸）

訓練
—
肌肉

● 闊背肌

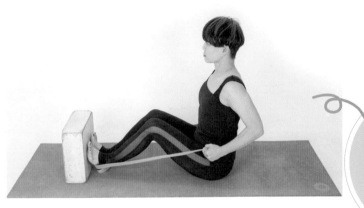

Lily老師
—
小叮嚀

● 不聳肩。腹部保持內縮。脊椎維持穩定。手臂貼合身體兩側。

訓練手臂｜10 次｜難易★

17 外展肌
Abductors

手臂左右兩側上舉時所使用的肌肉就是外展肌。

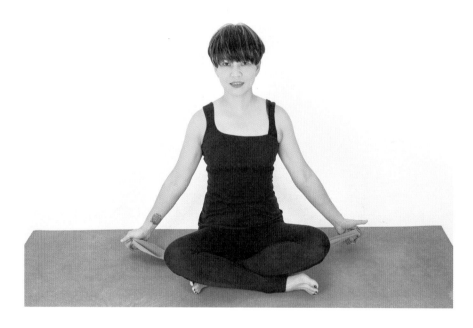

STEP 1

使用彈力帶。
起始動作：呈坐姿，雙腳盤腿。將彈力帶放骨盤正下方，背部挺直，腹部內縮。
雙手握住彈力帶兩側的前端，拳頭朝天空方向，掌心朝前。肩膀放鬆下壓，拉
長耳朵與肩膀距離。吸氣預備。

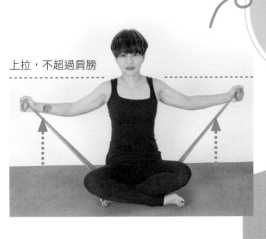

上拉，不超過肩膀

教學影片

呼吸方式

側呼吸法（肋間呼吸、橫膈膜呼吸）

運用意象

想像背部靠著牆

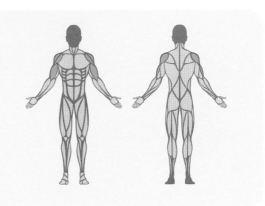

STEP 2 吐氣：雙手往天空方向拉高與肩膀同高位置，不超過肩膀。

STEP 3 吸氣：雙手放鬆，回起始位置。來回做 10 次。

訓練
—
肌肉

● 外展肌

3 | 動作篇 | 外轉肌

訓練肩頸、手臂 | 左右手各做 10 次，一次停 10 秒 | 難易 ★

18 外轉肌
Exterma / Rotator

外轉肌位於肩膀後方，控制肩關節穩定度與手臂外轉。這組動作可改善肩旋轉肌緊繃疼痛，預防日常運動的傷害，例如：投球、棒球、排球時。

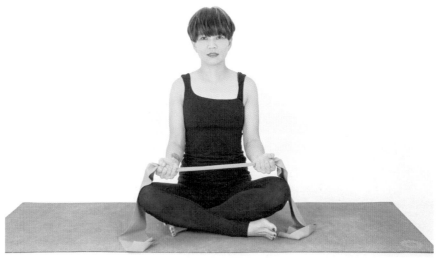

STEP 1

起始動作：坐姿，雙手貼緊腰部，背部保持直立穩定，腹部內縮。雙手拿彈力帶兩端，掌心朝上，雙手的距離與肩同寬。吸氣預備。

教學影片

呼吸方式

側呼吸法（肋間呼吸、橫膈膜呼吸）

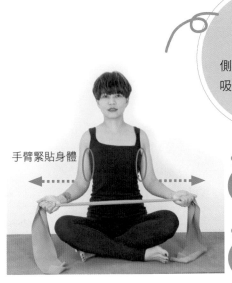

手臂緊貼身體

STEP 2

吐氣，雙手往身體左右兩側拉開，但手臂仍緊貼身體兩側。

STEP 3

吸氣，回起始位置。來回 10 次。

訓練
肌肉

- 外轉肌

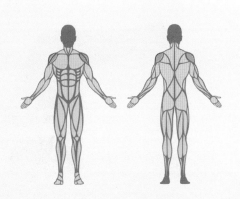

Lily老師
小叮嚀

- 腹部要收縮。
- 背部保持直立。
- 肩胛內收。

訓練腹部、大腿進階動作｜10 次｜難易★★★

19 雙腿直膝伸展
Double Leg Stretch

增加腹部肌力核心穩定，加強肩關節活動度，訓練全身協調。

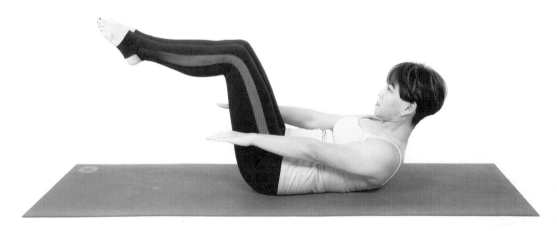

STEP 1　起始動作：身體平躺。雙腳膝蓋彎曲離地並併攏。腰椎保持原來自然彎曲，下巴微收，肩膀放鬆。吸氣預備。吐氣，頭、頸和肩捲起。

STEP
2

吸氣預備。吐氣，頭、頸和肩捲起。
吸氣，雙手往頭頂方向伸直，掌心朝天空，雙手放在
耳朵左右兩側。雙腳合併往前延伸，身體呈 V 字型。

教學影片

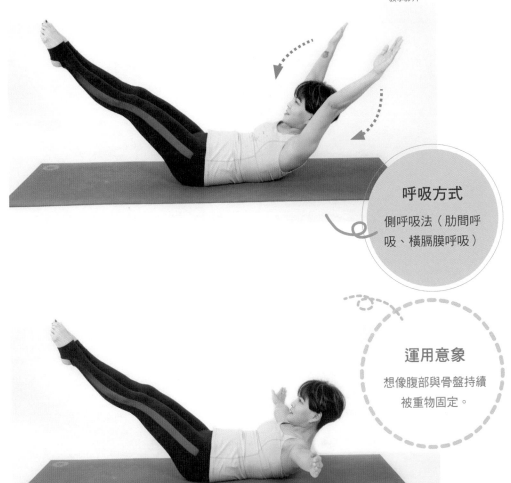

呼吸方式

側呼吸法（肋間呼
吸、橫膈膜呼吸）

運用意象

想像腹部與骨盤持續
被重物固定。

113

3 **動作篇** **雙腿直膝伸展**

STEP **3** 吐氣，雙腳合併彎曲收回。雙手往兩側打開，畫大圈，回身體左右兩側。上半身維持彎曲離地，膝蓋彎曲收回（膝蓋在髖關節正上方）。

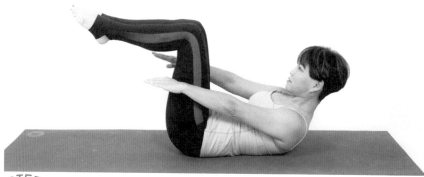

STEP **4** 來回 10 次。

訓練 肌肉

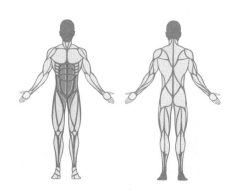

- 脊椎屈群肌：腹直肌、腹內外斜肌
- 髖屈肌群：髂腰肌、腹直肌、縫匠肌、闊筋膜張肌、恥骨肌

Lily老師
小叮嚀

- 上半身隨腳上上下下。
- 全程腰後側貼緊地面，腹部收縮。

修改版
動作

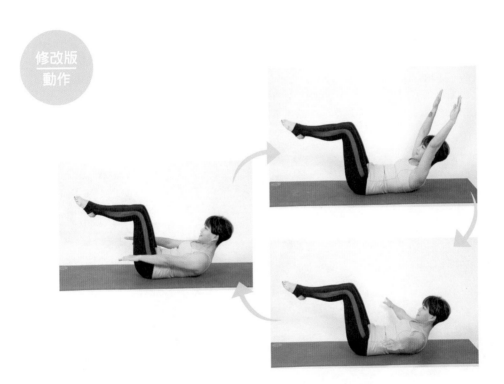

訓練腹部、大腿、臀部、肩頸｜
一隻腳 5 次，共 10 次｜難易★★★★★

20 拉腿（棒式）
Leg Pull Down

　　這組動作就是棒式，可訓練臀部與大腿後側、伸展小腿，肩關節穩定以及身體核心。

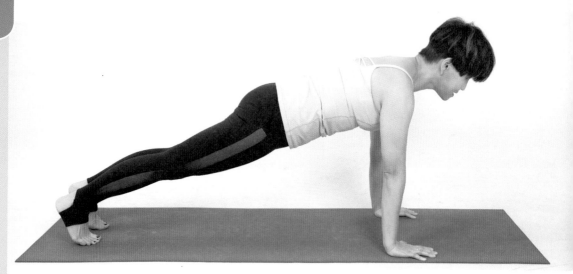

STEP 1 起始動作：手掌與肩膀呈一直線，與地板垂直。雙手的距離與肩同寬，保持頭頂至腳跟呈一直線。雙腿合併，大腿內側夾緊，腳掌勾起，腳趾著地雙腳伸直。收縮臀部與腹部內收肋骨。

教學影片

STEP 2

吸氣：右腳輕輕提起離地，腳尖向外延伸，右腿伸直往上抬離地面。臀肌與腹肌收縮固定，骨盤不隨腿部上下起伏。

呼吸方式

側呼吸法（肋間呼吸、橫膈膜呼吸）

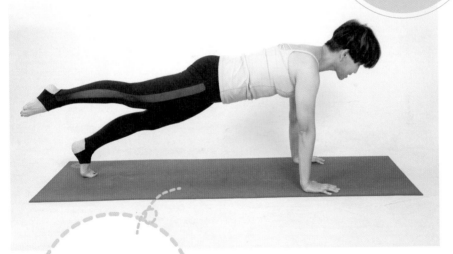

運用意象

當一隻腳上下移動時，想像上半身和支撐的腳是堅固的。

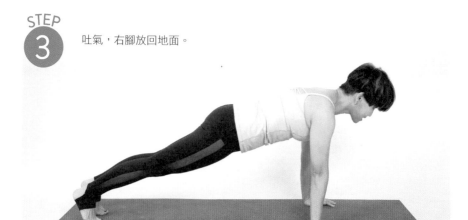

STEP
3　吐氣，右腳放回地面。

STEP
4　吸氣，換腳，將左腳離開（同步驟2）。

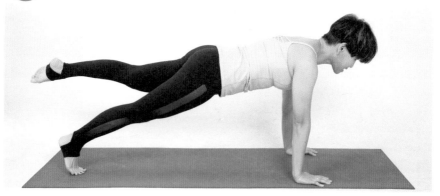

STEP
5　吐氣，左腳放回地面。左、右腳來回算一組，共做五組。

- 脊椎前側穩定肌群：腹直
  肌、腹內外斜肌、腹橫肌
- 髖伸肌群：臀大肌、大腿
  後側肌群
- 肩胛內收肌群：前踞肌、
  胸小肌

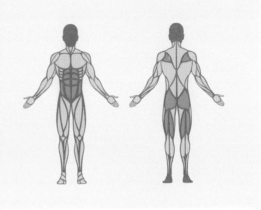

- 腰椎下沉，全程頭、頸、肩、脊椎呈一直線。腹部與臀部收緊，幫助
  腰椎穩定。
- 手掌、手肘、肩膀垂直一直線，手指朝前，手肘微彎不鎖死。
- 臀、腹肌收縮，協助骨盤位置固定，不因腿部上下移動而歪斜。

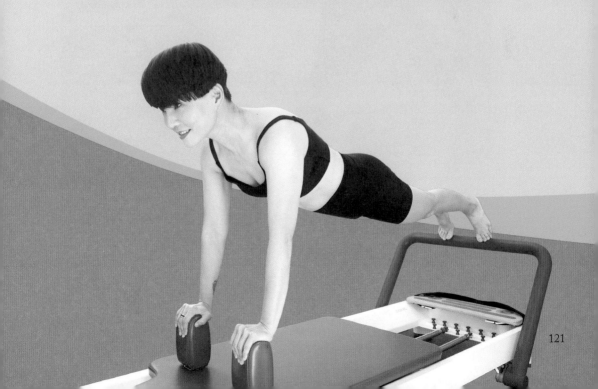

4

緩解日常症狀的動作

改善腰酸背痛、坐骨神經痛

教學影片

骨盤捲起動作能活化深層骨盤底肌與腹橫肌，並增加脊柱與骨盤的活動，更能正確收縮核心肌群。

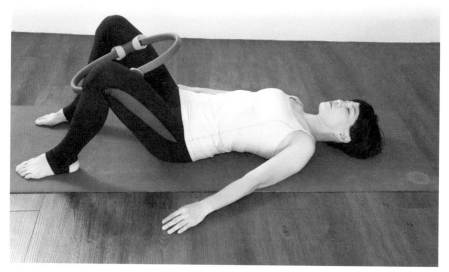

STEP 1　起始動作：平躺在瑜珈墊上，雙腳膝蓋彎曲，與髖部同寬，雙手放在身體兩側，掌心朝下，頭、頸、肩放鬆。下背肌肉放鬆，並維持骨盤在正中位置，吸氣預備。

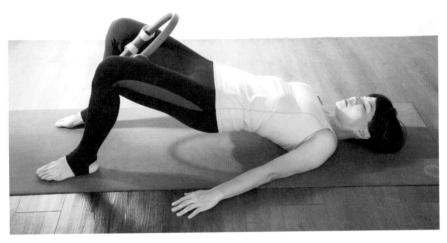

 STEP 2 吐氣，腹部內收，臀部、腰椎、胸椎一節節慢慢捲起。

 STEP 3 吸氣，將大腿前側再往天空推，
身體呈一直線。

STEP 4 吐氣，胸椎再慢慢一節節放回
地面，來回反覆做 10-12 次。

✓一天做 2 次，早晚各一。

✓運動前熱敷腰、背 10-15 分鐘。

✓不要在床上運動，在地板鋪上瑜珈墊。

防止腹部肌肉鬆弛，
強化腰腹核心肌群

教學影片

　　胸部離開這組動作可增強腹部肌力，加強核心訓練，可改善下背痛和產後的腹部鬆弛。運動前2小時不要飲食。

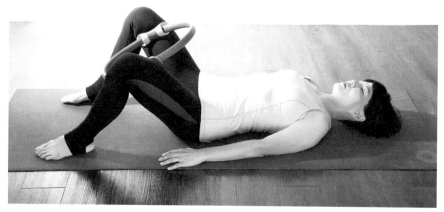

STEP 1　起始動作：平躺，雙腿膝蓋彎曲，腳尖朝前，兩腳踩在墊上，與髖部同寬；雙手在身體兩側（或手摸耳朵），下巴微微內收，吸氣預備。

吐氣時大腿內側用力夾圈

手肘不內夾

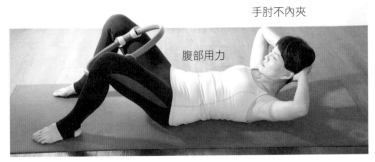

腹部用力

吐氣，肚子往內縮，腰背完全貼緊地面，頭、頸、肩與上胸慢慢捲起，腹部保持平坦，骨盤尾椎貼平地板。

吸氣，停留，8～10 秒。肩膀手肘打開，不可向前夾緊幫助身體捲起。耳朵與肩膀距離拉遠。

STEP
4

吐氣，胸椎、腰椎一節一節慢慢放回（腹部仍保持收縮）。

進 階 動 作

手往前伸直，高度不超過肩膀

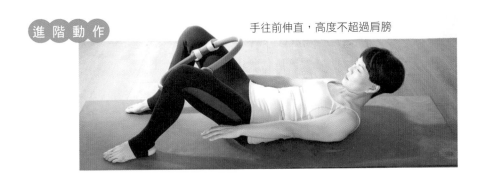

改善背部肌力不平衡，預防駝背

教學影片

背部伸展可緩解脊椎側彎，預防駝背。

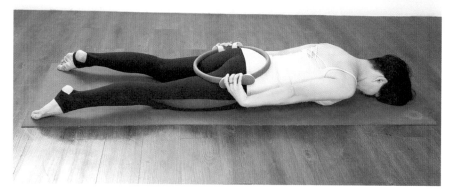

STEP 1　身體俯臥，額頭輕放墊上，雙手拿皮拉提斯環於臀部後方，手肘伸直，雙腳併攏，腰部保持原有弧度。吸氣預備。

吐氣:頭、頸、胸和肩膀離地,雙腳抬起,呈 V 字並且大腿前側離開墊子。雙手拿皮拉提斯環並離開臀部,拉長手肘,收緊腹部,延伸脊椎。

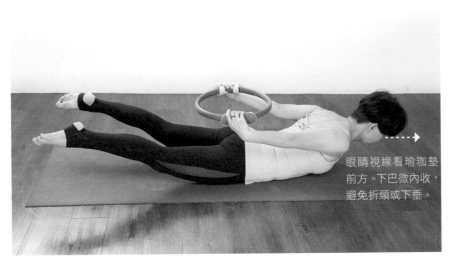

眼睛視線看瑜珈墊
前方。下巴微內收,
避免折頸或下垂。

STEP 3

吸氣,停留上方 8 秒。

STEP 4

吐氣,身體放下回墊上。
來回重複 10-20 次

協調背部肌力，改善脊椎側彎

教學影片

　　利用游泳拍打動作來強化脊椎的力量。注意下背痛與肩傷者不可做此動作。

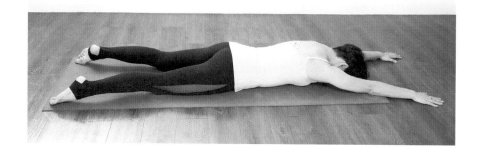

STEP 1

起始動作：呈俯臥，身體呈一直線，雙手往前伸直，於頭上方，掌心朝下。
吸氣預備：腹部、臀部縮，大腿內側內收，骨盤前側與地板平行，腰椎維持自然弧度。

吐氣：雙手、頭、頸、肩與上半身離地，大腿前側離開，全身剩腹部與骨盤在墊上，其他部位皆離地。
頭與脊椎呈自然直線，頭部避免過度抬起，眼睛的視線看瑜伽墊前方一點。

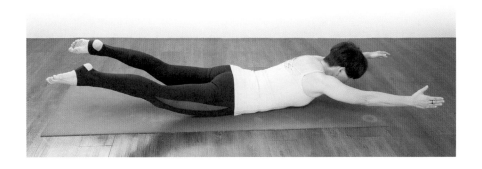

右手左腳　　　　　　　　左手右腳

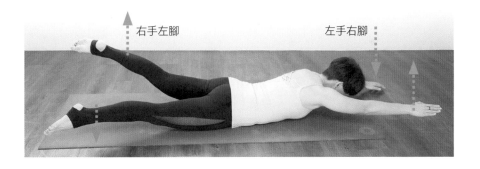

STEP
③

吸氣：四小口吸，手腳交換四次，保持骨盤穩定，骨盤前側貼緊地板不搖晃，手腳離地高度維持一致。

STEP
④

吐氣：四小口吐（同上）。

4｜緩解日常症狀的動作

預防五十肩

教學影片

肱三頭肌是負責伸直手臂與帶動手臂後舉的動作，多練習這組動作可預防五十肩和改善蝴蝶袖。

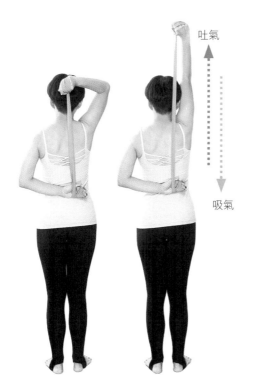

吐氣

吸氣

STEP
1

起始動作：可採坐姿與站姿，背部拉長伸直，脊椎維持原來的彎曲弧度。右手在上，手肘彎曲拉住彈力帶上端，掌心朝前方。左手在下拿住彈力帶尾端，掌心朝後，並放臀部上。吸氣預備。

STEP
2

吐氣：右手往天空方向，手臂伸直，肩膀下壓，掌心朝前。

STEP
3

吸氣：右手彎曲回起始位置。

緩解肩膀緊繃僵硬

教學影片

外轉肌於肩膀後方，主控制肩關節的穩定度與手臂外轉。

多做這組運動，可以改善肩膀緊繃與不舒適。

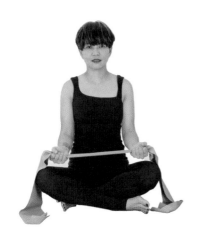

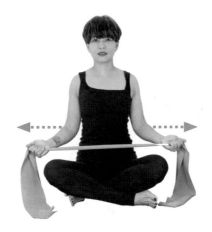

STEP
1

STEP
2

起始動作：坐姿，雙手貼緊腰部，背部保持直立穩定，腹部內縮。雙手拿彈力帶兩端，掌心朝上，雙手的距離與肩同寬。吸氣預備。

吐氣，雙手往身體左右兩側拉開，但手臂仍緊貼身體兩側。

吸氣，回起始位置。來回 10 次。

按摩球的妙用：
經絡穴位按摩，放鬆經脈

教學影片

一、改善偏頭痛、流鼻水、鼻塞、全身疲勞

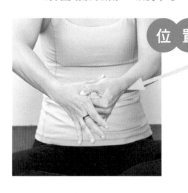

位 置

手部拇指與食指中間
（虎口位置）

大拇指貼於虎口處，垂直方向按壓，
停留 10 秒，來回做 5~10 次。

二、減少臀部脂肪、增加腰腿循環、消水腫與排毒

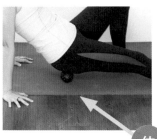

呈坐姿或躺姿。

● 坐姿：左腳彎曲踩地，右腳伸直平放地面，按
　摩小球放在右臀正中央，停留 10 秒，小球離開
　臀部 2~3 秒，再重複做 10~20 次。換左邊。

● 躺姿：平躺墊上，和坐姿動作相同

位 置

臀部畫十字
正中央

三、緩解肩頸背酸痛、僵硬，舒緩壓力

正躺在墊上，雙腳膝蓋彎曲，腳踩地板，小按摩球放在凹陷處，停留 10 秒算一次。可做 10~20 次。

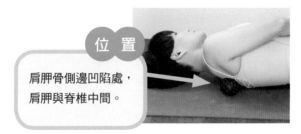

位　置

肩胛骨側邊凹陷處，肩胛與脊椎中間。

四、消除脂肪堆積，放鬆腿部肌肉，腿部線條雕塑、排毒

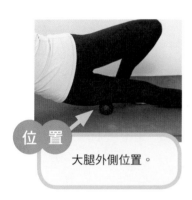

位　置

大腿外側位置。

身體側身，右腳伸直側身，按摩球（或滾筒）放在大腿外側，左腳踩在右腳前方固定。雙手手肘彎曲放在墊上。慢慢由上往下滑動。上到下一次。做 10 次。

特別注意事項：

1. 不可用力拍打。
2. 懷孕、生理期和感冒暫時不要做這動作。
3. 白天、早上是最棒排毒的最佳時間。

五、便祕、生理期腹悶、手腳冰冷、降低腹部浮腫、幫助腸胃蠕動

呈俯臥姿，小按摩球以肚臍為中心，並且距離 2~3 指，順時針方向按摩，一圈為一次，共 5~10 次。

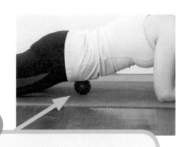

位　置

大以肚臍為中心，圓形環狀。

增強肌力，對抗老化

人體的骨骼肌肉會隨著年齡增長而減少，根據統計四十歲之後的肌肉量平均每十年會減少8%，七十歲以後每十年減少15%。所以當我們老化與退化時，最常發生的症狀就是「肌少症」。當你察覺自己走路變慢、轉換動作與行動力困難、手部握力下降、平衡感減弱，容易、反覆跌倒、無刻意減重，但體重下降；若有以上幾個徵兆，就可能是肌少症。

要預防肌少症，皮拉提斯是一個安全有效的運動，可增加身體的肌肉核心以及平衡能力，提高我們的生活品質。

下面幾組動作可增強肌力，對抗老化。

01 強化三頭肌

教學影片

這組動作可強化腹部骨盆核心肌群，鍛鍊背部豎脊脊群與肩胛骨，以及增強斜方肌和菱形肌。

準備動作

坐在器械床上，骨盆與脊椎保持挺直中立，雙腳往前伸直（可以盤腿坐），雙手手肘彎曲並手肘向後，手部握住拉繩成拳頭狀，掌心朝向身體。背部保持穩定。

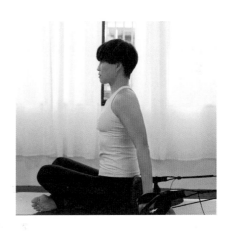

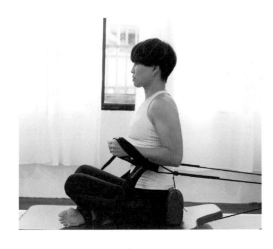

STEP 1 吸氣：預備。

STEP 2 吐氣：背部肩胛保持穩定，伸直雙肘。

STEP 3 吸氣：背部肩胛保持穩定，雙肘彎曲，器械床復位。

02 二頭肌捲曲

教學影片

　　強化腹部骨盆核心肌群，鍛鍊背部豎脊脊群與肩胛骨以及斜方肌和菱形肌。

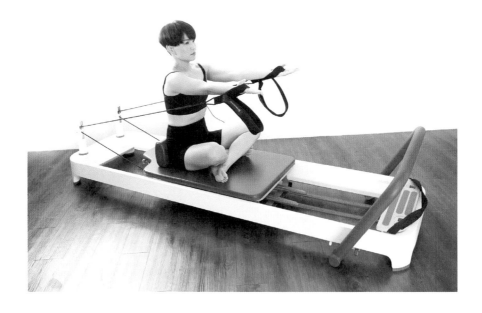

STEP 1 　準備動作：坐在器械床上，骨盆和脊椎保持挺直中立，雙腳盤腿坐（或往前伸直）。雙手往前伸直拿起拉繩掌心朝上，手的高度與肩膀一樣高，保持背部挺直與穩定。吸氣預備，身體保持穩定。

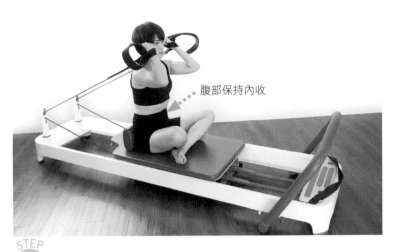

腹部保持內收

吐氣：雙手手肘彎曲往耳朵方向，保持背部挺直與穩定。

吸氣，雙手伸直，器械床復位。

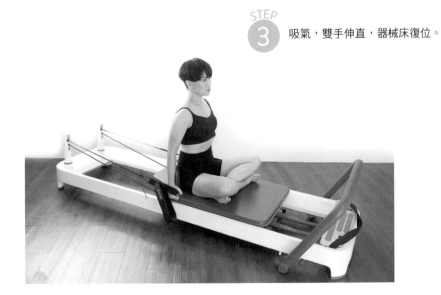

03 雙腳平行

教學影片

幫助腰椎和骨盆核心肌群的
穩定，增加髖關節、膝關節和股
四頭肌的肌群使用。

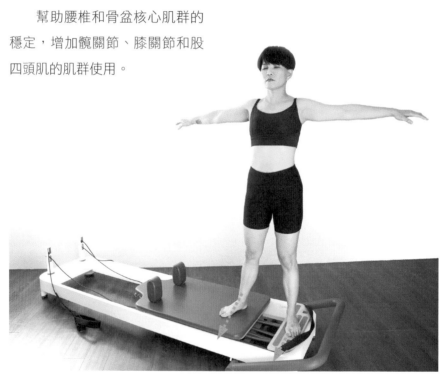

STEP 1 站在器械床上，雙腳與髖同寬，雙腳微朝外膝蓋不鎖死，骨盆軀幹穩定。
吸氣，預備。

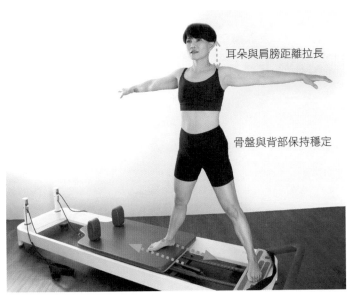

耳朵與肩膀距離拉長

骨盤與背部保持穩定

STEP 2 吐氣：雙腳保持不動，膝蓋伸展，但不把膝關節鎖死，
推開器械床。

STEP 3

吸氣：雙腳微彎曲，
器械床復位。

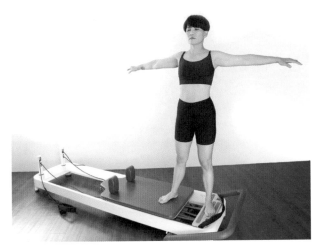

04 單側大腿伸展

教學影片

　　幫助骨盆核心肌群穩定，增加髖伸肌群穩定伸展，活化臀部下肢肌群的肌肉使用。

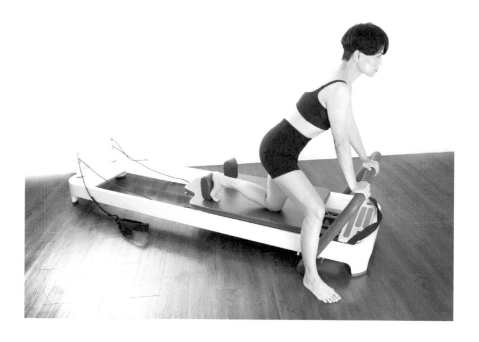

 STEP 1 右腳踩在地板上，左腳放器械床上，腳掌靠在肩墊上，雙手握住腳踏桿，身體與背部維持穩定中立。吸氣，預備。

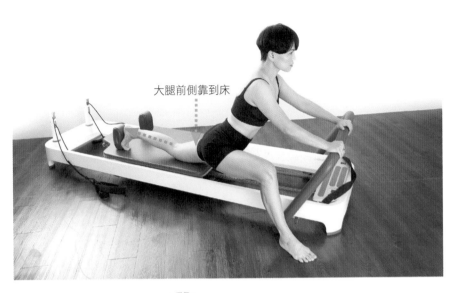

大腿前側靠到床

STEP
2
吐氣：左腳往後伸直，並推開至最大限度。

STEP
3

吸氣，左腳往把桿方向
收回，器械床復位。各
做 6~8 次。

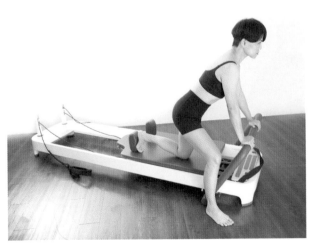

05 站姿外展

教學影片

強化腹部與骨盆和脊椎穩定，增加下肢活動度與穩定性。

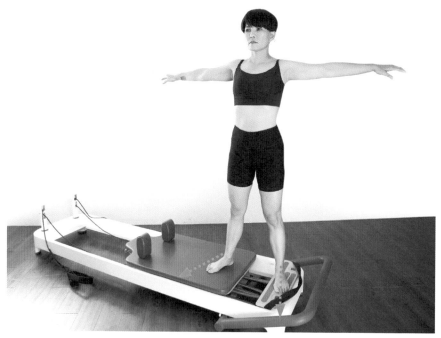

STEP 1

右腳站在器械床上，左腳站踏板上。脊椎與骨盆保持中立，雙腳平行伸直，雙手往左右兩側打開與肩膀一樣高，掌心向下或朝前。吸氣預備。

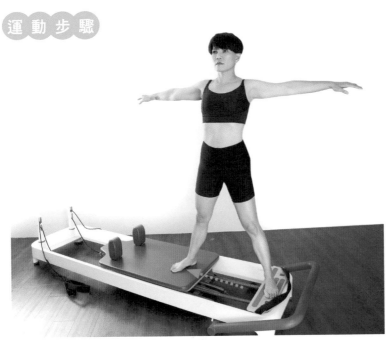

STEP
2

吐氣：骨盆與身體保持穩定
中立，重量均勻放在雙腳，
推開器械床。

STEP
3

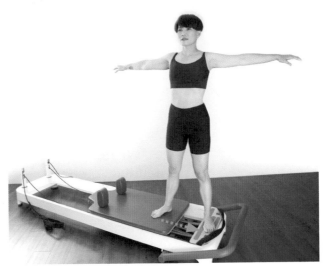

吸氣：骨盆與身體保持穩定
中立，重量均勻放在雙腳，
控制器械床復位。

晨起 10 分鐘
活力運動

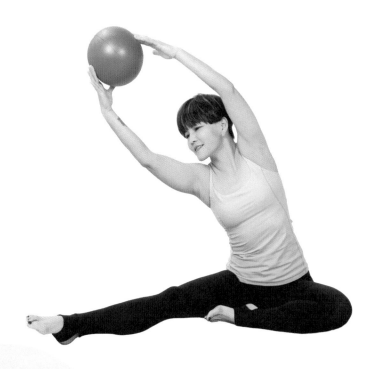

01 站姿伸展

教學影片

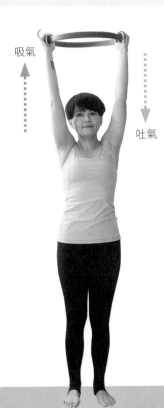

吸氣

吐氣

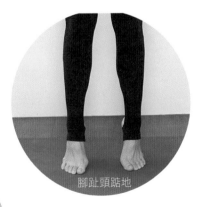
腳趾頭踮地

站姿。雙手打開往天空，掌心朝內，雙腳打開與肩同寬。

STEP 1 吸氣：雙手持續往天空，雙腳腳趾頭踮地，停留 10 秒。

STEP 2 吐氣：輕輕放下。

STEP 3 次數：10 次。（吸氣 + 吐氣 =1 次）

02 站姿側伸展

教學影片

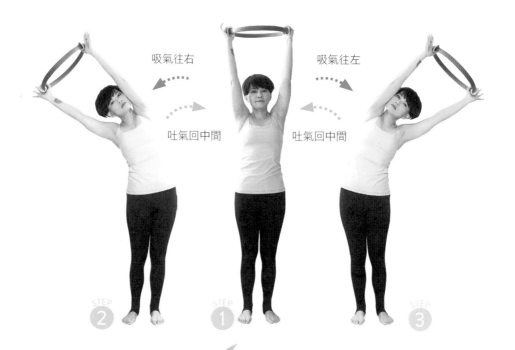

吸氣往右

吐氣回中間

吸氣往左

吐氣回中間

STEP 2　STEP 1　STEP 3

站姿。雙手握彈力環，掌心朝天空。手臂往耳朵方向靠近並伸直。雙腳打開與肩同寬，腳掌踩滿地面。

1. 吸氣：往右邊側拉，停留 10 秒。
2. 吐氣：回中間，雙手仍然伸直。
3. 吸氣：轉向左側停留 10 秒。

中間→右→中間 + 中間→左→中間，
這樣算一次。共做 6~8 次。

03 擴胸抬膝

教學影片

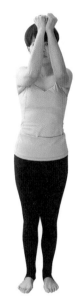

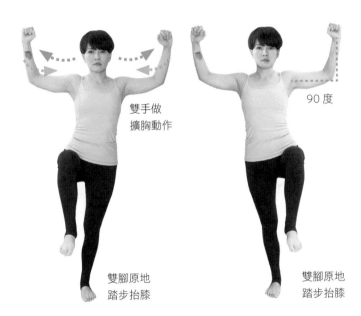

雙手做
擴胸動作

90 度

雙腳原地
踏步抬膝

雙腳原地
踏步抬膝

STEP
1

站姿。雙腳先原
地抬膝,

STEP
2

雙手左右兩側打開舉起呈 90 度,手肘的高度跟肩
膀一樣高或低於肩膀,做擴胸動作,手與抬膝動作
同時進行。

04 下拉側抬膝

教學影片

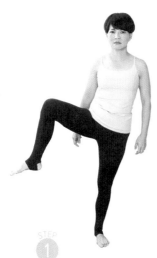

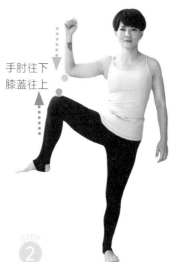

手肘往下
膝蓋往上

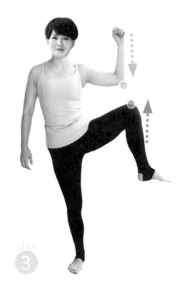

STEP
1

站姿，先做單側。

STEP
2

右腳膝蓋彎曲，膝蓋朝右抬
起。右手手肘彎曲，在動作
時膝蓋盡量往手肘方向。

STEP
3

右側做完換左側。
左右更換連續動作。

STEP
4

來回做 6-8 次。
連續進行 15 次

05 划船踢水

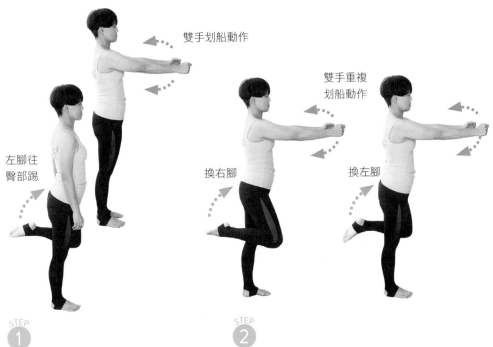

雙手划船動作

雙手重複
划船動作

左腳往
臀部踢

換右腳

換左腳

STEP
1

站姿。雙腳打開與肩同寬。
左腳往後勾後換腳。雙手由
前往後拉（划船動作）。

STEP
2

雙手重複做划船動作，同時腳往後勾，
腳儘量往臀部方向踢。

STEP
3 原地來回做 6-8 次。

06 原地深蹲

教學影片

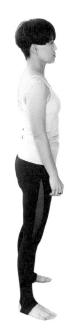

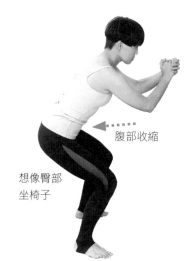

腹部收縮

想像臀部
坐椅子

STEP
3

吐氣：回原始動作。

STEP
4

來回做 6-8 次。

STEP
1

站姿。雙腳打開比肩膀略寬，
膝蓋與腳尖朝前，重心在腳掌
（踩滿踩穩）。

STEP
2

吸氣：往下，核心持續發力，停留
10 秒。腹部收縮，想像臀部坐椅
子。上半身維持抬頭挺胸。注意膝
蓋不可以向內倒，肩膀朝前。

07 弓箭步

教學影片

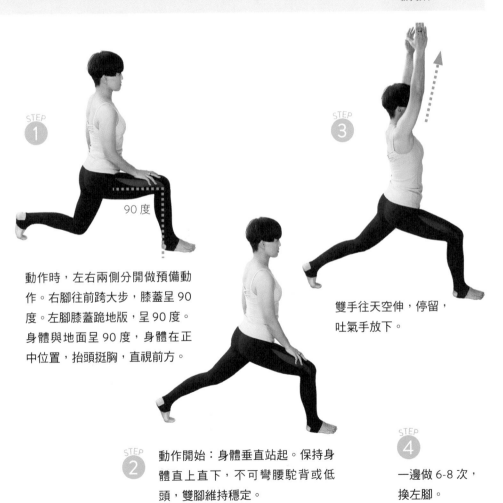

STEP 1

90 度

動作時，左右兩側分開做預備動作。右腳往前跨大步，膝蓋呈 90 度。左腳膝蓋跪地版，呈 90 度。身體與地面呈 90 度，身體在正中位置，抬頭挺胸，直視前方。

STEP 2

動作開始：身體垂直站起。保持身體直上直下，不可彎腰駝背或低頭，雙腳維持穩定。

STEP 3

雙手往天空伸，停留，吐氣手放下。

STEP 4

一邊做 6-8 次，換左腳。

08 貓式伸展

教學影片

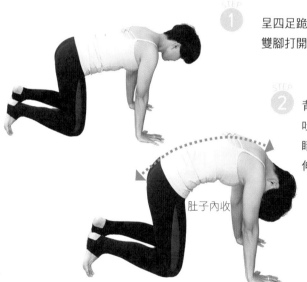

STEP **1** 呈四足跪姿。雙手打開與肩同寬，雙腳打開與臀部同。

STEP **2** 背部拱起，脖子放鬆。吐氣，肚子慢慢往內收，眼睛看向肚臍，背部往天空延伸。

肚子內收

吸氣，臀部往後延伸，身體能承受範圍盡量伸展背部，視線朝斜前方深呼吸 5 次。

大幅度貓伸展式

呈四足跪姿。雙手向前延伸拉長，臀部想像一直往天花板延伸，停留 10 秒。
重複 6-8 次。

腰椎下沉
伸展背部

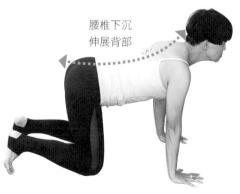

STEP **3**

睡前 15 分鐘
紓壓入眠

睡前的放鬆動作，只專注於感受呼吸，沉澱
一整天工作壓力與忙碌，釋放身體壓力，
平靜情緒，感受每一次呼吸。

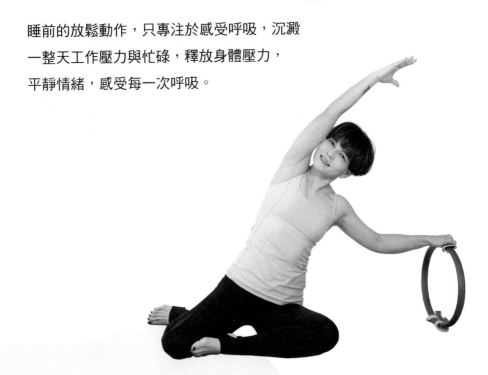

01 雙腿盤坐蝴蝶姿

教學影片

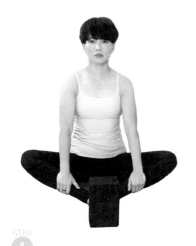

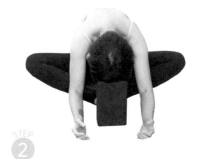

STEP
①

坐姿。雙腳腳掌相對，膝蓋
自然往外打開，枕頭放置腳
掌前方。

STEP
②

吐氣：將上半身向前伸展，雙手往枕頭方向
延伸。背部與臀部同時伸展。

STEP
③

額頭再往枕頭方向（可放枕頭上），並且放
鬆停留 6-8 個呼吸。放鬆，回起始位置。

02 躺姿扭轉

教學影片

STEP
1
平躺。雙腳伸直併攏，雙手放鬆平
放身體坐右兩側，頭在正中位置，
自然呼吸。

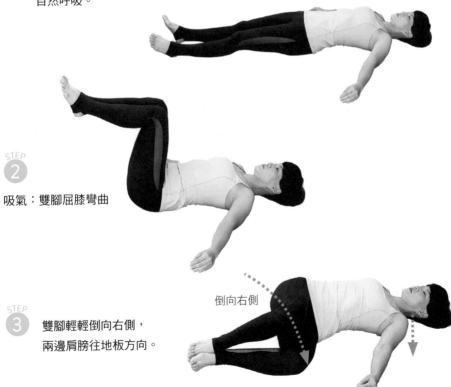

STEP
2
吸氣：雙腳屈膝彎曲

STEP
3
雙腳輕輕倒向右側，
兩邊肩膀往地板方向。

倒向右側

STEP
4

右手抓左腳，左腳往右邊伸直，
右腳一樣彎曲。身體轉向左側，
兩邊肩膀一樣往地板方向。

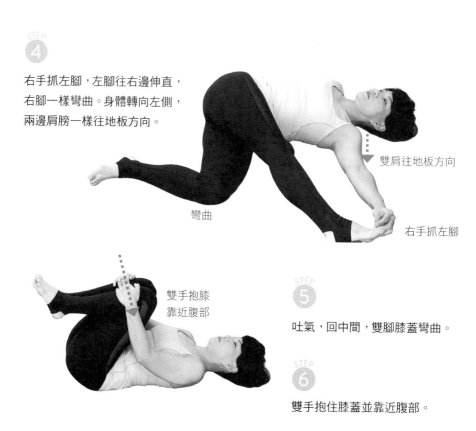

雙肩往地板方向

彎曲

右手抓左腳

雙手抱膝
靠近腹部

STEP
5

吐氣，回中間，雙腳膝蓋彎曲。

STEP
6

雙手抱住膝蓋並靠近腹部。

STEP
7 雙腳回復屈膝彎曲，
吸氣，換邊。

STEP
8

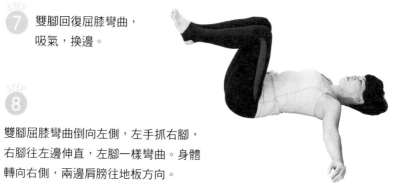

雙腳屈膝彎曲倒向左側，左手抓右腳，
右腳往左邊伸直，左腳一樣彎曲。身體
轉向右側，兩邊肩膀往地板方向。

03 骨盤捲起，舒緩腰背肌肉

教學影片

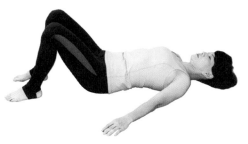

 STEP 1

平躺。雙腿彎曲，脊椎維持自然彎曲弧度。雙腳分開平行，腳踝、膝蓋、髖關節三點位在同一直線。雙手伸直平放於骨盤兩旁，手心朝下，肩膀放鬆。

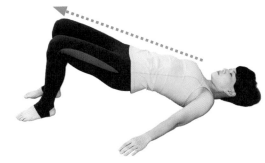

 STEP 2

吐氣，肋骨與腹部收縮，腰椎後方平貼於地板。

 STEP 3

身體慢慢的一節一節捲起。

 STEP 4

吐氣：由胸口開始放鬆，沿著脊椎地質線慢慢捲下著地，回到骨盤平整的位置。捲下著地時，盡量體會脊椎後方每一部位與地板接觸時的感受。

 STEP 5

吐氣、吸氣、吐氣，算一次。反覆練習十次。

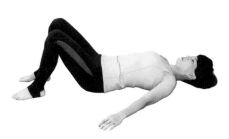

線上回函卡

國家圖書館出版品預行編目 (CIP) 資料

每天 10 分鐘，皮拉提斯正骨美型消痠痛 / 卓莉 (Lily 老師)
著 . -- 一版 . -- 臺北市：商周出版：英屬蓋曼群島商
家庭傳媒股份有限公司城邦分公司發行 , 2021.12
面； 公分 . -- (商周養生館；68)
ISBN 978-626-318-090-1(平裝)

1. 運動健康

411.71 110019593

商周養生館 068

每天 10 分鐘，皮拉提斯正骨美型消痠痛

強化核心肌群，鍛鍊全身肌力與耐力 （附 QR Code 作者親自示範線上影片）

作 者／卓莉（Lily 老師）
企畫選書／黃靖卉
責任編輯／彭子宸

版 權／黃淑敏、吳亭儀
行銷業務／周佑潔、黃崇華、張媖茜
總 編 輯／黃靖卉
總 經 理／彭之琬
事業群總經理／黃淑貞
發 行 人／何飛鵬
法律顧問／元禾法律事務所 王子文律師
出 版／商周出版
台北市 104 民生東路二段 141 號 9 樓
電話：(02) 25007008 傳真：(02)25007759
E-mail:bwp.service@cite.com.tw
發 行／英屬蓋曼群島商家庭傳媒股份有限公司城邦分公司
台北市中山區民生東路二段 141 號 2 樓
書虫客服務專線：02-25007718；25007719
服務時間：週一至週五上午 09:30-12:00；下午 13:30-17:00
24 小時傳真專線：02-25001990；25001991
劃撥帳號：19863813；戶名：書虫股份有限公司
讀者服務信箱 E-mail：service@readingclub.com.tw
城邦讀書花園：www.cite.com.tw
香港發行所／城邦（香港）出版集團有限公司
香港灣仔駱克道 193 號東超商業中心 1F E-mail : hkcite@biznetvigator.com
電話：(852) 25086231 傳真：(852) 25789337
馬新發行所／城邦（馬新）出版集團【 Cite (M) Sdn Bhd 】
41, Jalan Radin Anum, Bandar Baru Sri Petaling,
57000 Kuala Lumpur, Malaysia.
電話：(603) 90578822 傳真：(603) 90576622 Email: cite@cite.com.my

封面設計／張燕儀
排版設計／洪菁穗
封面與內頁攝影／卞世緯
造型梳化妝／邱鈺涵
印 刷／中原造像股份有限公司
經 銷 商／聯合發行股份有限公司
地址：新北市 231 新店區寶橋路 235 巷 6 弄 6 號 2 樓
電話：(02)2917-8022 傳真：(02)2911-0053

■ 2021 年 12 月 23 日一版一刷
ISBN 978-626-318-090-1 eISBN 978-626-318-0895 (EPUB) Printed in Taiwan
定價 350 元

城邦讀書花園
www.cite.com.tw